부드러운 접촉으로 ADHD 극복하기

부드러운 접촉으로 ADHD 극복하기

김선애 지음

지우출판

부드러운 접촉으로 ADHD 극복하기

인쇄 / 2024. 5. 15

발행 / 2024. 5. 25

지은이 _ 김선애

발행인 _ 김용성

발행처 _ 지우출판

출판등록 _ 2003년 8월 19일

서울시 동대문구 휘경로 2길3. 4층

TEL: 02-962-9154 / FAX: 02-962-9156

ISBN 979-11-984910-8-4   03510

lawnbook@hanmail.net

값 23,000원

Preface
머리말

필자는 25년 넘게 오직 외길을 걸어왔다. CST 학문을 하면서 나의 한평생을 보냈다. 이것은 내게 운명이었으며 내 인생의 기회이기도 했다. 유럽에서도 보편적이지 않았던 1990년대 초반부터 나는 국내에 CST 요법을 전파하기 위해 불철주야 노력했다. CST와 함께한 30여 년, 외국 서적을 번역하고 관련 저서를 집필하면서 오늘까지 저변을 확대해왔다. CST는 과학이며 의학이다.

어쩌면 과학을 능가하고 기계적인 의학을 뛰어넘을지도 모른다. 그런 점에서 CST는 양자역학의 영역이다. 21세기는 정신, 신체, 환경, 영적 차원의 미세 에너지 원리가 건강의 기초가 되어야 한다고 여러 학자들이 주장하고 있다. CST는 독성이 없고 부작용이 없는 치유의 학문이란 점에서 매우 가치가 높다.

ADHD에 관한 책을 쓰려고 준비한 세월이 아마 이십여 년은 될 것이다. 책을 쓰기란 어쩌면 아이를 낳는 일보다 열 배는 넘게 힘이 든다. 인체는 전자가 중심이 되며 신체의 원자와 원소 등이 전자와 함께 활동한다. 이것이 우리가 추구하는 CST의 세계다. 서문에서 내가 강조하고 싶은 것은 바로 이 세 문장이다.

〈ADHD의 핵심은 산모의 출산과 관련이 있다. 산모의 태내 환경을 간과해서는 안 된다. 난산, 제왕절개는 출산 장애의 원인이 된다. 뇌의 변형, 뇌의 유착 같은 충격이 ADHD를 유발한다. 자연분만이야말로 가장 중요한 출산의 방식이다. 만약 문제가 생겼을 때 우리는 약물이나 수술요법이 아닌 두개천골을 중심으로 하는 접촉요법을 통해 정상화시킬 수 있다. CST는 의료계의 새로운 패러다임이다.〉

〈인체에는 근육이든 신경이든 상호교차하는 곳이 있다. 상호교차는 항상 긴장을 유지하며 우리는 제한된 상호 긴장막(십자막)을 풀어준다. 제한된 상호 긴장막이 풀리면 1차 호흡기전이 활성화되는 것이다. 접형골을 중심으로 어떤 부위에 유착이 되느냐에 따라 심각한 장애 요인이 될 수 있다. 두개골의 율동적 리듬이 제한됨에 따라서 뇌의 문제가 발생하는 것이다.〉

〈두개골의 그림을 보면 실선으로 표시되어있는 뼈의 조각들을 만나게 된다. 그런데 이러한 뼈의 조각들에 문제가 발생해 아이들에게 ADHD의 증상이 나타나는 것이다. 이는 ADHD뿐만 아니라 다양한 장애를 불러온다. 두개골 봉합의 유착, 뇌를 감싸고 있는 경막의 유착, 이 두 가지 문제는 뇌의 심각한 장애 요인으로 우리에게 다가오는 것이다.〉

필자는 ADHD뿐만 아니라 난치성 질환, 불치병적 질환에 대해 많은 임상 경험이 있다. 더욱 놀란 경험은 전혀 예상하지 못했는데 CST를 받으면 키가 성장한다는 사실이다. 3개월에 3cm~8cm, 이것은 실제 경험자들의 임상에서 밝혀진 사실이다. 상세한 내용은 본문을 참고하시기 바란다.

CST는 기다리는 게임이며, 시간과의 싸움이다. 피시술자의 상황에 따라서 시간은 비례한다. 사람에 따라 정상(正常)이 되기까지 빠를 수도 있고, 조금 늦을 수도 있다. 그래서 기다리는 마음가짐이 중요하다는 것이다. 미시간주립대 존 어플레저 교수도 믿어라, 믿어라, 믿어라, 고 강조하였다. 구하는 사람만이 얻을 수가 있는 것이 바로 CST요법이다.

끝으로, 이 책이 나오기까지 힘겹게 임상 기록을 보내주신 가족분들과 망설임 없이 추천사를 써주신 여러 선생님들, 지우 출판사 대표와 편집부 그리고 필자를 지지하고 응원해주신 많은 분들께 이 책을 바친다.

2024년 2월 15일

저자 김 선 애 드림

경이로운 CST의 세계

김 순례 (제20대 국회의원)

30만 년 전, 인류의 시원인 호모사피엔스가 등장한 이래 모진 자연환경에 적응하며 진화의 과정을 감내한 인류는 우주의 작은별 지구에서 현생 인류로 번영하여 80억 명의 인구를 보유하고 있다.

CST와 나의 만남은 미국에 살고 있는 막내아들의 5살 손자에게 찾아온 사시(斜視)와 학습장애에서 비롯한다. 미국에서 학습장애로 세션을 받고 있었는데 아들이 내게 CST 관련 서적을 건네주었고, 나는 저자인 김선애 원장을 꼭 한번 만나봐야겠다고 생각했다.

나는 면역학을 관련하여 약학박사를 취득하였고 평소에 대체요법에 관심이 많았다. 그래서 책을 읽어나감에 단 하나의 의심 없이 경이롭게 받아들일 수가 있었다. 아인슈타인에 의해 시작된 양자물리학의 혁명은 수많은 과학자의 연구발전 헌신으로 CST 요법의 근간을 이루었다. 또한 CST는 철저히 과학적 사고에 바탕을 두고 있다.

CST는 미국이나 서방국가에서 신뢰받고 인정되는 분야다. 미국에서는 학문적으로 관련 대학까지 설립하여 국민건강을 지키고 대체의학 분야의 인재를 양성하고 있다. 그러나 한국에서는 아직 이런 수준까지 접근하지 못하고 간과하고 있는 상황이다.

CST는 아주 가벼운 수기의 터치로 두개골 봉합 부위의 유착과 뇌척수막의 긴장을 풀어주는 역할을 한다. 이를 통해 면역력을 증가시키고 자율신경 실조 시 그 조절 능력을 정상화시켜 준다. 특히 현대사회에서 증가하고 있는 아동 질환인 자폐증, ADHD, 틱장애 등에 탁월한 효과를 나타내고 있다. 나는 CST의 무한한 가능성을 굳게 믿으며 CST가 그저 하나의 도그마가 아니라 몸이 불편한 사람들에게 실제적 도움과 치료의 효과를 주고 있다고 확신한다.

아이의 키가 5개월에 7cm 컸어요!

유정화 (변호사)

저의 아이가 신장 및 근육 자가면역질환으로 단백뇨가 너무 많이 나와 차도가 없는 상황이었고 특히 '신체발달 지연, 감정 기복, 심각한 불면증, 식사 거부 등'의 총체적 난국 속에서 더더욱 독한 항암제를 써야 한다는 병원의 권유를 듣고 온 그날, 정말 소중하게도 CST와 인연이 되었습니다. 모든 것이 망연자실하게 느껴지고 더 이상의 길이 보이지 않았기에 매달릴 곳은 CST밖에 없었습니다.

첫 석 달은 주중 주말 상관없이 매일 CST를 받았고 현재는 학교문제로 주3회를 받고 있는데 첫 CST를 받는 날부터 불면증은 바로 없어졌고 식사도 더할 나위 없이 잘하게 되어 바로 기적이라는 생각이 들었습니다. 2주만에 키가 4cm 정도 자랐으며 지금까지 약 5개월간 7cm가 컸고 신체 조건이 나아지고 잘 먹고 잘 자게 되면서 병을 이겨낼 수 있는 힘이 키워지게 되었습니다. 성격도 아주 많이 차분해지고 자신감이 붙으면서 지금은 이대로 커주었으면 하는 것이 저의 하나뿐인 바람이 되었습니다.

최근에는 반드시 수술을 받아야 한다고 하던 아이의 백내장 문제와 관련하여 교정시력이 0.5에서 0.8로 갑자기 좋아지게 되면서 백내장 수술이 불필요하다는 대학병원 안과 전문의의 최종 진단까지 받아 CST가 백내장 등 수술적 조치가 필요한 경우에도 효과가 있음을 경험으로 깨달을 수 있었습니다.

CST를 받기 전에는 전혀 예상하지 못하였으나 원장님 설명을 들으면서 떠올려보니 아이가 어렸을 때(2살 3살에 걸쳐서) 이마 부분 양쪽을 바닥이나 책상 모서리에 약 4회 정도 응급실에 갈 정도로 심하게 찍혀 양 이마가 눈에 띄게 함몰된 상태였고 이것이 결정적으로 인체에 영향을 준 원인이라는 것을 깨닫게 되었습니다. CST는 두개골 및 천골과 더불어 뇌척수액의 흐름을 교정시키는 기본적인 인체 원리를 따르는 것이라 그런지 신기하게도 CST를 받은 지 3주 정도 지나면서는 이마 함몰 부위가 봉긋하게 솟아오르기 시작하였고 현재는 누가 봐도 이마가 함몰 부위 없이 말끔하고 깨끗한 상태입니다.

더불어 심하게 눈을 깜박이는 증세와 두개골이 전체적으로 앞으로 쏠려 있던 모습들도 현재는 찾아볼 수 없습니다. 아이에게 CST를 받게 하고 그 효과를 곁에서 지켜보면서 CST는 결국 뇌를 포함한 신체 전체에 원활한 순환과 긍정적인 영향을 주면서 건강을 전반적으로 끌어올리는 역할을 한다는 것을 알 수 있었습니다.

ADHD는 충분히 극복할 수 있다!

노연숙 (소아과 전문의, 연세 우리 소아 청소년과 의원)

나는 학습 클리닉을 하면서 ADHD 검사 및 진료를 한 적이 있었다. ADHD는 말 안 듣고 산만해서 항상 혼나는 아이들, 수시로 물건을 잃어버리는 아이들, 폭력적인 아이들을 비롯해 청소년기에는 공부 못하는 아이들, 비행 청소년, 어른이 돼서는 중독에 폭력적인 어른으로까지 진행될 수도 있다. 최근에 청소년들의 비행(非行)이 크게 늘었다. 또 상상을 초월하는 비행이 일어나기도 한다.

그것을 비난하기에 앞서 ADHD가 그런 행동의 원인이 된다면 그것을 해결해줌으로써 그들의 인생과 우리의 사회는 많이 바뀔 것이다. 나는 소아과 전문의로서 CST를 탐구하고 직접 실현해본 경험이 있다. 아이들의 이러한 문제는 물론 다양한 원인이 있겠지만 가장 직접적인 원인이 뇌의 문제이다. CST에서 특히 태아의 출산과도 관련될 수 있다는 점에서 ADHD에 대한 접근방식이 매우 독창적이며 신선한 느낌을 받는다.

뇌에 충분한 뇌척수액의 순환과 에너지를 공급함으로써 ADHD를 호전시킬 수 있다는 것은 의학적으로 충분히 설득력이 있다. 나는 소아과 전문의로서 CST를 통해 ADHD를 호전시킬 수 있다는 것에 동의한다. 그리고 충분한 임상이 있고, 오랜 시간 김선애 원장님이 CST를 활용해 이와 관련한 문제를 호전시키는 것을 보았다. 따라서 오랜 기간 가다듬어 준비한 ADHD에 관한 책이 많은 독자들에게 읽히기를 바라며 이를 통해 많은 분들이 혜택을 받아 행복한 인생과 사회가 되기를 바란다.

안과 질환에도 탁월한 효과

이무일 (안과 전문의)

우리 몸의 건강은 모든 기관의 건강상태와 직결된다. 그러기에 두개골 내의 뇌(뇌척수액)와 신경은 신체 어느 부위와도 서로 소통하고 있다. 저는 안과 전문의로서 30여년 동안 임상에 참여하면서 신경 다발이라 칭하는 눈 신경과 대뇌신경과는 직, 간접으로 건강과 질병을 병합한다는 이론을 확인한 바 있다. CST를 기반으로 ADHD를 분석하고 해결책을 제시하려는 김선애 원장님의 노력에 경의를 표한다.

21세기에는 양, 한방과 대체의학이 서로 협력하에 진단과 치료가 병행하며 발전되어야 한다고 생각한다. 고령화 시대를 맞아 고혈압, 당뇨병, 류마티스, 신경통, 두통, 불면증 등 다양한 질환과 안구건조증, 비문증, 녹내장, 백내장, 망막질환 등의 원인은 일상생활에서 발생하는 질병이라는 점에서 같다. 특히 직접적인 원인은 신경과 관련이 있기에 두개천골요법이 안질환에도 효과를 보인다는 점에서 놀랍다. 녹내장(안압), 사시(복시), 건성안, 비문증 등을 호전시킨 임상을 알고 있기에 신선한 충격으로 받아들이고 있다.

인체의 국소적인 특정 부위를 통해서 지속적 자극을 주면 림프 순환이 개선되고 기(氣.에너지)를 확산시킴으로써 긴장 완화를 초래하고 통증을 감소시켜 문제점을 해결하는 원리다. 현대의학으로 해결할 수 없는 불치의 질병, 장애, 고통을 해결할 수 있는 CST가 새로운 학문 분야로 더 연구, 발전되기를 바라며 학문적 단계로 이끌어주신 김선애 원장님께 깊은 감사를 드린다.

미국 힐러 선생님의 권유로!

김민영 (교육학박사, 자존감 & 자기사랑 전문가)

목과 어깨에 만성 통증이 있었는데 3년 전 그 증상의 고통이 심해졌습니다. 미국에 계신 힐러 선생님께서 제 이야기를 듣고 한국에 CST 전문가가 있는지 찾아보라고 권유해주셔서 김선애 선생님을 만나게 되었습니다. 저는 목과 어깨의 만성 통증, 감기를 달고 살았어요. 늘 몸이 약하고 기운이 없고 여기저기 아팠지만 병원에 가면 뾰족한 진단명이 나오지 않아 남모를 몸의 고통으로 힘들었던 시간도 아주 길었습니다. 처음 CST를 받은 날 '내가 제대로 찾아왔구나'라는 확신이 온몸에서 느껴졌습니다. 내 몸이 좋아하고 편안해하는 요법이라 신뢰가 갔습니다. 인위적인 요법이 아니니 부작용에 대해 걱정할 필요가 없다는 것도 CST의 큰 장점이라고 생각했습니다. CST를 꾸준히 받으면서 면역력 하나는 확실히 좋아졌습니다. 한국에 CST 전문가가 없었다면 무용지물이었을 텐데 일찍이 CST를 접하시고 한국에 들여와 적용하고 계신 김선애 선생님이 계셔서 정말 다행이고 감사합니다.

ADHD를 위한 희소식!

신상길 (인체역학 대체 물리치료 학회)

1935년 서덜랜드 박사에 의하여 시작된 두개천골요법은 뇌척수액을 통해 인체의 윤활작용을 돕고 물리적 충격과 마찰을 줄여주며 압력을 조절한다. 이것은 정골요법 의사들 사이에서 교육되고 사용되었다. 이후 1970년대, 존 어플레저라는 뛰어난 정골요법 의사가 등장하면서 두개골의 움직임에 집중되었다. 그는 CRI의 개념을 천골이라는 골반뼈와 연결시켰다. 또한 임상적 성공을 거두면서 이제는 두개골과 천골의 율동적 움직임이 반영된 두개천골요법이란 명칭을 대중에게 널리 알리게 되었다. 나는 대학에서 두개골은 부동관절로 움직이지 않는다고 배웠는데 두개골의 움직임을 토대로 CST의 체계를 세운 것에 매우 놀랐던 기억이 있다. ADHD(주의력결핍 과 잉행동증후군)는 뇌의 기능과 연관되는 범위에서 두개천골요법은 이러한 증후군의 해소를 위해 하나의 훌륭한 방법으로 제시될 수 있다. 따라서 CST 요법을 많은 사람들에게 적용하고 폭넓은 경험을 보유한 김선애 원장의 능숙한 손길이 뇌 기능의 원동력인 뇌척수액의 순환에 좋은 영향을 가져오리라고 생각한다.

CST를 통해 모든 문제를 해결

김세희 (물리치료사)

CST를 통해 나의 몸과 마음은 안정과 균형 그리고 평온을 찾을 수 있었습니다. 어느 날 갑자기 불청객처럼 찾아온 자율신경실조증으로 두통과 어지럼증, 불면증, 극심한 피로와 무기력, 소화 장애, 가슴 두근거림, 손발 차가움, 근육통, 변비까지 온몸의 균형이 깨져버린 상태였어요. 거기다가 심리적으로는 몸에 대한 불안과 두려움, 공황증세까지 하루하루가 감당이 안되는 상황이었습니다. 그렇다고 뚜렷한 치료방법이 있는 게 아니라 증상에 따른 대증치료와 약물을 복용하는 방법밖에는 없었습니다. 처방받은 약을 복용하면서도 괜찮아질 수 있을까? 약에 계속 의존하게 되는 건 아닐까? 뭔가 다른 방법이 있지 않을까? 그렇게 인연이 된 두개천골요법! CST를 받고 나서부터 항상 무거웠던 머리가 가벼워지고 두통이 사라졌습니다. 피부가 좋아지면서 얼굴빛이 밝아졌습니다. 손발이 따뜻해지고, 체온이 올라감에 따라 면역력도 강화됐습니다. 불안, 두려움, 긴장감도 줄어들면서 심리적 안정을 찾으며 마음도 많이 편해졌습니다.

인체의 물리학적 이해와 미묘한 에너지의 만남

송진우

(동국대 교수, Syracuse University, Mechanical & Aerospace Engineering, Doctor of Philosophy)

이 책은 인체의 물리학적 이해와 체내의 미묘한 에너지 흐름을 연결시켜 인체의 복잡한 구조와 기능을 보다 깊이 있게 이해하는 데 도움을 준다. 두개천골요법이 어떻게 우리 체내의 에너지의 흐름을 조절하고 건강에 영향을 미치는지 설명함으로써, 단순한 생리학적 이해를 넘어 전반적인 생명의 건강성에 대한 통찰을 제공한다. 기존의 인체 건강성에 대한 전통적인 범위를 넘어서 보다 통합적인 건강에 대한 이해를 제공하며, 독자들에게 체내의 에너지 흐름과 그 중요성에 대한 새로운 시각을 제공한다. 마지막으로'두개천골요법'은 단순히 우리의 건강을 유지하고 질병을 치료하는 방법을 넘은 차원에서 생명의 복원력(Resilience)과 항상성 (Homeostasis)에 대한 깊이 있는 인식을 촉진한다. 이 책은 우리가 자연과 인간의 몸에 대해 알고 있는 것을 확장하고 깊게 해주는 도구로서 모든 독자에게 강력히 추천한다.

삶의 트라우마를 위한 예술작업

송진아

(이화여대, Glasgow School of Art, Master of Fine Arts, 성균관대 예술학 박사과정)

손끝의 기운으로 움직이는 나의 우주, 나의 뇌, 지난 몇 년간 예술 활동을 하면서 가장 중요했던 것은 내가 알지 못하는 나의 무의식의 영역을 최대한 활용하여 작품을 창작하는 일이었다. 그것은 나에게 결국 나의 삶, 나의 트라우마로부터 전혀 다른 차원의 서사를 끌어내는 스토리텔링 작업이었다. 두개천골요법은 인간이 손끝으로 통제할 수 있는 가장 작은 단위의 에너지 흐름을 다룬다. 특히 본 책에서는 몸 전체에 후유증을 남기지 않으면서 치료할 수 있는 SER(체성감성)을 다루고 있다. 병든 신체를 치유하기에 앞서 가장 먼저 확인해야 할 것은 몸 전체의 흐름을 관장하는 인간의 감정일 것이다. SER은 내가 트라우마를 직접 마주하며 늘 막다른 골목에 다다랐을 때 다시 한번 삶의 희망을 갖게 하고 나아가 보이지 않는 나의 에너지 흐름을 바로잡는 것이 신체의 다양한 통증을 해결하는 데 가장 원초적인 접근이라는 것을 깨닫게 해주었다.

우리 아들의 삶에 미친 긍정적인 영향에 대한 감사

배경석 (CST연구가, 김선애 박사의 수제자)

저는 제 아이가 정서적인 문제, 주의력 장애 및 약시로 어려움을 겪을 때 큰 딜레마에 빠졌습니다. 어느 시점에서 저는 아들의 복지를 위해 약물에만 의존하고 싶은 유혹을 느꼈습니다. 그러나 그때 우리는 CST라는 대체 접근법을 발견했습니다. 그 잠재력에 흥미를 느낀 우리는 미국에서 CST 세션을 시도하기로 결정했습니다. 우리가 상담한 미국 CST 개업의는 제 아들 증상의 근본 원인을 식별하는 데 매우 숙련되고 능숙했습니다. 그녀의 전문 지식을 통해 우리는 약간의 개선을 목격했지만 여전히 더 많은 것을 갈망했습니다. 다행히도 Dr. Kim의 특별한 CST 요법을 경험할 수 있는 특권을 가졌습니다. 각각 1.5시간 동안 지속되는 26개의 CST 세션 동안 우리는 우리가 예상했던 것보다 훨씬 더 큰 개선과 놀라운 진전을 목격했습니다. 아들의 정서적 안정이 크게 향상되었고 책을 읽을 때 집중하는 능력도 매우 향상 되었습니다. 그리고 전반적인 이동성과 운동 능력이 향상되었습니다. 우리의 여정은 계속되고 있습니다.

아시아에서도 CST가 보급되기를

오 여사

(미국 공인회계사, 미국 아시아 기업 미국 증시 상장 업무 담당)

(吳女士, 美国注册会计师)

제가 CST를 처음 경험했던 것은 2021년, 아직 제가 상해에 있었을 때였습니다. 시술자의 부드러운 터치만으로도 제 몸의 스트레스가 풀려나간다는 느낌을 충분히 받았고 삐뚤어져 있던 체형까지 바로 잡히는 경험을 하였습니다. 후에 제 아들이 눈에 문제가 생겨서 수술을 받게 되었습니다. 어머니로서는 아들이 수술을 받게 되는 것이 싫었고 중국 전통의학의 관점에서는 눈에 문제가 생겼다고 반드시 눈을 치료해야 하는 것은 아니니까요. 그러다가 운명적으로 김선애 박사님을 만났고 박사님은 CST의 요법뿐만이 아니라 뇌의 구조와 두개골의 율동 역시 심도 있게 이해하고 계셨습니다. 김 박사님의 13회 세션 동안 CST의 단계별 과정을 겪으면서 제 아들의 상태는 눈에 띄게 좋아졌고 저는 너무 기뻤습니다. 서양에서는 이미 많이 보편화 되었고 한방의 침술과 같은 종류로서 의료보험에 적용되기도 합니다. 이 책의 출판으로 앞으로는 아시아에서도 CST가 보급되기를 바랍니다.

CST, 양자역학으로 설명할 수밖에 없는 기적의 요법!

염성찬 (카이로프락틱 전공, 정형외과(도수치료))

　나는 CST를 접하면서 에너지의 파동과 인체의 순환, 두개골의 접촉이란 점에서 더욱 관심을 갖게 되었다. 카이로프락틱과는 인체의 접촉과 강도 면에서 차이가 있지만 치유적 측면에서 접촉하는 두개골, 척추, 요추 기타 전신의 주요 부분이 동일했다. 신경 림프 반사점을 가볍게 터치한다는 점에서 나는 매우 놀라웠다. 더욱 놀라운 것은 이런 방식으로 ADHD는 물론 인체의 다양한 문제를 치유하고 예방한다는 점이다.

　인체의 국소적인 자극을 통해서 림프 순환이 개선되고 에너지를 운용하여 통증을 비롯한 다양한 문제점을 치유하는 것이 독특했다. 특히 현대의 추세인 양자역학에 기반을 둔다는 점에서 경이로울 정도였다. 현대의학은 의학적, 과학적 방식만으로 뇌파 및 에너지 의학을 완전하게 설명할 수 없는 것이다. 나는 CST의 경이롭고 놀라운 요법과 부속 요법들이 인체의 항상성을 유지하고 면역력을 키운다는 점에서 더욱 놀라울 뿐이다.

CST 전도사가 되고 싶어

황인경 (CST 6년차 테라피스트)

대체요법이라는 학문을 공부한 지 6년 정도 되었습니다. 우리나라 CST(두개천골요법) 1세대이신 김선애 원장님을 접하게 된 건 저에게 큰 행운이었습니다. 약 5년 전쯤 저희 부모님께서는 극심한 불면증으로 인해 병원에서 검사란 검사는 다 받아보고 약도 먹어 봤지만 그때뿐이었습니다. 그무렵 우연찮게 김선애 원장님의 CST『두개천골요법』(지우출판)이라는 책을 읽고 직접 교육을 받고 책을 보면서 다시 시도하였습니다.

30대 기면증 여성분이 CST 세션을 받으며 후두골 쪽에 아이 주먹만한 큰 혹이 생겨 오셨는데 통증 때문에 똑바로 눕지도 못하는 상황에서 옆으로 누워 v-spread 에너지전송과 CST로 2주도 안 되는 시간에 양방병원 한번 가시지 않고 큰 혹과 통증이 사라졌습니다.

모든 의학이 100% 완벽하진 않은 것처럼 두개천골요법 또한 모든 질병을 100% 나아지게 할 수는 없을 것입니다. 그러나 비침습적이고 가벼운 터치만으로 부작용 없이 긍정적인 효과를 낼 수 있는 건 단연코 CST가 유일할 것이라고 말하고 싶습니다.

한방과에서 치매 환자를 치유하다

김원영 (CST테라피스트)

CST는 금세기 최고의 두뇌치유 요법! CST를 만난 지 이제 17년이 되었다. CST는 ADHD, 우울증, 자폐 등에 아주 좋은 요법이다. 2005년 여름에 나는 김선애 원장님을 처음 만났다. 그때부터 불철주야 CST를 익혔다. 그리고 훗날 대동병원 한방과에서 치매 초기 환자, 일과성 뇌허혈증 환자를 치유했다. 나는 감격에 겨워 김선애 원장님이 계신 강남 대치동의 Mind and health 의원으로 달려갔다. 이후 나는 원장님을 방문하면서 많은 ADHD환우들과 자폐증 환우들을 목격했다. 그리고 원장님의 관리를 통해 많이 호전되는 것을 목격했다. 그 후 시간이 많이 흘렀다. ADHD관한 책을 출간한다는 소식을 듣고 몹시 기뻤다. 나는 CST를 하면서 이런 좋은 요법이 빨리 세상에 알려졌으면 하는 바람이 컸다. 많은 아이들이 약물에 의지하여 상황이 나빠지는 것을 보면서 아직도 안타까운 마음이 크다. 대부분 ADHD 환우들이 두개저 기능장애를 가지고 있다. 이 두개저 기능장애를 풀어낼 수만 있다면 ADHD 질환은 크게 효과를 기대해 볼 수 있다.

고맙고 감사한 마음

김민경 (CST 회원)

원장님의 손끝에서 생명의 꽃이 피어나고 삶의 기회를 열어준 인연이 어언 16년이 되었습니다. 내 인생에 CST를 몰랐더라면 지금의 나는 굉장한 고통 속의 삶이 되었을 것이고 삶과 죽음의 경계를 넘나들었을 것입니다. 나의 녹슨 몸은 16년 동안 꾸준히 CST를 받은 결과 지금의 내가 있습니다. 갑상선암 수술을 받고 병실로 옮겨졌을 때 숨쉬기도 힘들고 미칠 것 같았습니다. 견딜 수 없는 고통이 밀려 왔을 때 남편한테 CV4 세션을 해달라고 했는데 내 몸이 편안해지면서 잠이 오더라고요. 그때 CST가 정말 대단하다는 걸 알았어요.(내 몸이 먼저 알더라구요.) 그리고 에너지 전송은 나의 인생이랍니다. 어딘가 안 좋으면 에너지 전송을 하고 하루의 편안함을 유지하고 지냅니다. CST는 이렇게 우리에게 생활의 일상이 되었고 가장 중요한 일이 되었습니다. 매 순간순간 원장님께 고맙고도 감사합니다. 또 거듭거듭 날마다 세포가 변화함에 감사드립니다. 항상 함께하길 바랍니다.

인체에 대한 새로운 인식

정숙미 (CST 회원)

 이 책은 인체의 물리학적 이해와 체내의 미묘한 에너지 흐름을 연결시켜 인체의 복잡한 구조와 기능을 보다 깊이 있게 이해하는 데 도움을 준다. 또한 두개천골요법을 근간으로 어떻게 우리 체내의 에너지 흐름을 조절하고 건강에 영향을 미치는지 설명함으로써 단순한 생리학적 이해를 넘어 전반적인 생명의 건강성에 대한 통찰을 제공한다. 김선애 박사님의『ADHD』는 우리가 인체를 이해하는 방식에 대한 근본적인 질문을 던지게 한다. 기존의 인체 건강성에 대한 전통적인 범위를 넘어서 보다 통합적인 건강 이해를 제공하며 독자에게 체내의 에너지 흐름과 그 중요성에 대한 새로운 시각을 제공한다. 이 책은 ADHD를 관리하기 위해 인체의 구조와 기능 특히 두개골과 척추 사이의 미묘한 상호작용을 어떻게 돕는지 깊이 있는 분석을 제공한다. 『ADHD』는 단순히 우리의 건강을 유지하고 질병을 치료하는 방법을 넘은 차원에서 생명의 복원력(Resilience)과 항상성 (Homeostasis)에 대한 깊이 있는 인식을 촉진한다.

Contents
차 례

Contents

Contents

Contents

Contents

Contents

차 례

Contents

제1장 ADHD는 무엇인가?

ADHD(Attention Deficit Hyperactivity Disorder의 약자)는 주의력 결핍과 과잉행동장애가 합쳐진 말이다. 의학적으로 보면 분명히 질병이다. 주로 7세 이전의 아동 학령기에 발현하며 대개 소아 청소년에게 나타나는 질환이다. 자녀들에게 이런 진단이 내려지면 부모들은 충격이 클 수밖에 없다. 이는 도파민 등 신경전달물질의 불균형이 주된 요인이라 할 수 있다. 노르에피네프린 같은 일종의 신경전달물질이 부족하거나 흐름에 장애가 발생하면 뇌가 제대로 활성화하지 못한다. 그래서 ADHD를 치료할 때 신경전달물질의 양을 늘려서 증상을 개선하려는 것이다.

하지만 ADHD는 원인이 명확한 질환이 아니며 매우 다양한 원인에 의해서 발생한다고 보는 게 맞다. 뇌의 모양이나 뇌의 기능에 영향을 끼쳐서 발생하는 수도 있다. 그리고 후천적으로 뇌를 다쳐서 나타나는 수도 있고 미숙아로 태어나서 나타나는 수도 있다. 발생의 원인이 천의 얼굴을 하고 있듯 아주 다양하다는 말이다. 그리고 중요한 점은 뇌는 끊임없이 환경에 노출되어 있고 끊임없이 변화를 겪게 된다는 점이다.

1. 주의력 집중력 저하

주의력이 떨어지는 아이에게 우리는 산만(散漫)하다고 말한다. 결국 산만한 사람은 주의력이 떨어진다는 말이다. 산만하면 당연히 과다하게 움직이며 그 움직임도 거칠다. 과다하게 움직이므로 순간적으로 충동적이게 되며 충동적인 아이를 방치(放置)하면 성장하고 있는 아이에게 다양한 형태의 부작용이 나타난다. 아동기에 ADHD가 발생할 확률은 전 세계 아동의 10% 이내라고 한다.

남아(男兒)가 여아(女兒)보다 발병률이 약 4~6배 높다. 2023년 현재 전 세계 인구는 80억 명을 돌파했다. 그렇다면 전 세계 인구 중 엄청난 수가 아동기에 ADHD를 앓는다고 추정할 수 있다. 결코 적지않은 발병률임을 알 수 있다. 우리나라 초등학생의 5%가 이런 증상을 가지고 있다는 통계도 있다.

그런데 더욱 놀라운 것은 ADHD가 청소년기를 지나 성인기까지 이어지는 경우가 30%~70%에 이른다는 점이다. 성인 ADHD, 어른이 되어서도 집중하지 못하고 애들처럼 산만하고 난잡하며 떠돌이처럼 돌아다니는 어른, 그러다가는 마지막 한순간을 참지 못하고 사고를 저질러버리는 어른, 이것이 ADHD에서 비롯되었음을 알았다면 우리는 비난보다 오히려 이해하고 따뜻하게 보듬어주었을 것이다.

2. 폭력성

ADHD는 당사자뿐만 아니라 그가 속한 가족과 주위 사람들에게 영향을 끼친다. 가장 염려스러운 것은 바로 폭력성이다. 아동기에 시작된 폭력성은 성인기가 되어서는 더욱 확대되어 나타난다. 그러므로 이런 환자는 가족 등 주위의 끊임없는 관심이 필요하다. 가장 중요한 것은 가족의 관심과 배려이다.

ADHD는 충동적이고 무절제하며 과다행동이 지속적으로 나타난다. 가정, 학교, 학원 등의 생활권 중 2군데 이상에서 이런 증상을 보인다. 아이가 이렇게 되면 당연히 학습장애가 나타난다. 이것은 정서적으로 불안하며 충동성을 보인다. 부모의 입장에서 대수롭지 않게 생각할 수도 있고, 어려서 그러려니 하고 넘어갈 수도 있다. 물론 산만하다고 하여 모두 ADHD는 아니다. 아이들은 어쩌면 산만한 것이 당연할 수도 있다. 어른들도 완전히 집중하기 어려운데 아이들에게 기대 이상의 집중력을 바라는 것은 어른들의 이기심일지도 모르겠다. 요즘에는 느슨한 삶, 유유자적한 삶을 추구하는 경향도 많다. 그래서 멍때리기를 즐기고 대회까지 개최하고 있지 않은가.

다만 집중해야 할 때 집중하지 못하는 것이 문제다. 주의력을 요구하는 데 자꾸 다른 생각을 하게 되는 것이 문제인 것이다. 바쁜 세상은 사람들의 빠른 대처와 변화된 상황에 빨리 집중하기를 요구한다. 기술은 끊임없이 발전하고 과학 역시 끝없이 발전한다. 인간의 사회생활에서 기술과 과학의 발전을 따라가지 못하면 뒤처질 수밖에 없다. 현대의 경쟁 사회에서 남보다 뒤처지는 삶을 사람들은 원하지 않는다. 주의 집중력은 이럴 때 필요한 것이다. 아이와 어른에게 필요한 사회적 요구사항은 다르다. 동일한 대처와 집중력을 요구하지는 않는다. 그럼에도 일상생활이 어려울 정도로 산만함이 심하고 집중력이 떨어진다면 반드시 치료가 필요하다.

주의력 결핍과 과잉행동장애에서 장애의 의미는 우리가 흔히 일상생활에서 인식하고 있는 장애와는 다른 의미다. 일상생활의 장애는 신체장애나 발달장애, 법적 무능력, 법적 무자격 같은 의미이며 이는 병이나 사고 등에서 기인한다. 그러나 과잉행동장애에서의 장애는 질환, 이상(異狀), 무질서를 뜻하며 영어식으로 표현하자면 disorder를 의미한다. 일종의 질병이란 의미다. 여기에는 혼란과 무질서, 폭력, 불온 등을 동반한다. 우리가 흔히 생각하는 장애의 경계를 넘었음을 의미하며 이는 반드시 치료가 필요하다.

3. 인지, 정서의 부족

ADHD는 단순히 산만한 것의 문제만이 아니다. 인지(認知), 정서(情緒), 행동조절의 결핍을 동반한다. 이렇게 되면 사회 및 가정생활 전반에서 어려움을 겪게 된다. CST의 관점에서는 두개골의 변위, 변형으로 ADHD는 시작된다. 그리고 30%는 환경적 요인과 연관되어 있다. 일란성 쌍둥이의 경우를 보면 ADHD를 동시에 보일 확률은 50% 이상이며 이란성 쌍둥이의 경우 약 30%라고 한다. 어떤 경우이든 중요한 것은 우리가 이를 피할 수 없을 때 대처하는 방법이다. 어떤 가정에서 ADHD 질환자가 발생했다면 그 원인을 파악하고 이를 토대로 어떻게 대처할 것인지 판단하는 것이 관건이라 할 수 있다. 문제는 그 원인을 명쾌하게 설명할 수 없다는 점이다.

대체 무엇이 문제였을까? ADHD 자녀를 둔 부모들은 수없이 반문한다. 많은 경우 아이를 제대로 양육하지 못했다는 자책감에 괴로워하기도 한다. 아이를 키우는 방식에 무슨 문제가 있었던 거지? 부모는 자책을 거듭한다. 임신 중에 병에 걸려서? 담배도 자주 피우고 음주를 많이 했는가? 스트레스를 심하게 받아서? 많이 배우질 못해서? 가난해서 그런가? 이런 고민과 자책들이 부모의 공통적인 반응이다.

하지만 현재까지의 연구결과 부모의 양육 태도와 방식이 ADHD와 밀접한 관련이 있다는 견해는 적다. 자녀를 학대하고 방임(放任)하는 경우는, 물론 아동이나 청소년의 발달 및 정서 등에 큰 영향을 줄 수 있다. 부모의 이런 행동은 아이들에게 심한 마음의 상처를 주게 된다. 이런 상처가 깊게 각인되면 머릿속에 오래 기억되어 남게 되는 것이다. 마치 마음의 질병처럼 말이다.

ADHD는 명쾌하게 진단하기가 쉽지 않다. 다시 말해 그렇게 간단한 질환이 아닌 것이다. 주의 집중력을 검사하는 것만으로 결론을 내릴 수가 없다. 그 이유는 다양한 원인이 복합적으로 작용해서 나타나는 현상이기 때문이다. 고도의 숙련된 임상 경험의 소유자만이 진단 내릴 수가 있다.

또한 아동기나 청소년기, 성인기 등에 따라 나타나는 모습이 다르기 때문에 ADHD를 명확하게 규정짓고 진단 내리기란 결코 쉬운 것이 아니다. 이런 점들 때문에 사실 치료가 필요한 사람이 치료를 받지 못하는 경우가 많다. 또한 이러다 보니 시기를 놓쳐서 자신의 삶의 중요한 포인트를 놓치는 경우가 많은 것이다.

ADHD는 예상외로 흔한 질병이다. 앞에서 언급했듯이 세계 아동의 10% 전후에서 이 질환이 진단되며, 우리의 경우에도 예외는 아니다. 그런데 치료적인 측면에서 보면 이 질환자 중 열에 아홉은 진단받고 약물을 복용했다. 치료를 하지 않고 방치하게 되면 ADHD에서 자폐성 질환까지 갈 수 있다. 또한 이 질환자들의 일부는 난폭성을 동반한다. 우리보다 이런 질환을 먼저 연구하고 대책을 세워왔던 미국 및 유럽에서는 우리보다 적어도 5배 넘게 많은 도움을 받고 치료도 받고 있다. 요즘에는 세계적으로 이런 질환이 몹시 흔하다고 생각하는 탓에 오히려 진단이나 예방, 치료적 측면에서 소극적으로 대응하고 있는 실정이다.

4. 뇌의 신경학적 구조의 차이

　가족의 입장에서 ADHD에 대하여 아주 대범(大凡)한 태도를 가지는 것이 중요하다. ADHD는 결코 정신병적인 질환이 아니다. 치명적인 뇌의 결함을 가지고 태어난 것도 아니며, 다만 뇌의 신경학적 구조나 기능상의 회로가 정상적인 아이들과 조금 다르다는 것이다. 따라서 이런 질환을 앓고 있거나 이런 진단을 받았다고 하여 실망하거나 크게 걱정할 필요가 없다. 결론적으로 말하면 ADHD는 치료가 가능한 질환이다. 다만 치료를 함에 있어서 본인과 가족에게 인내와 끈기가 요구된다는 점이다.

　ADHD를 치료하는 데는 다양한 방법이 동원된다. 정신과적인 치료, 약물치료, 행동치료, 기타 과학치료 등 다양한 방법들이 등장하고 있다. 해마다 발전하고 있다는 얘기다. 이 질환을 앓고 있다고 해서 아이의 삶이 황폐해진다는 생각은 금물이다. 인류의 훌륭한 인물 중에는 ADHD를 극복한 사람들이 너무 많다는 점을 잊지 말자. 아이 자신의 의지와 관계없이 이런 질환을 지닌 아이들은 잘 치료해서 극복하도록 도와주면 엄청난 창조적 에너지와 적극적인 태도를 가지게 된다. 검은 구름 속의 소나기가 쏟아지고 나면 밝고 화창한 햇살이 나타나는 것과 같은 이치일 것이다.

　하지만 한바탕 소나기가 내리기까지 어떻게 관리해야 하는가의 문제는 인생이 걸려있는 탓에 아주 중요한 부분이다. 어릴 때 발생한 이런 증상을 제대로 관리하지 않아서 치료시기를 놓칠 때가 있다. 주의 집중력의 결핍은 학습능력이 떨어지는 학생으로 전락할 수 있다. 이런 아이는 수업에 참여하기 어려우니 학교에 가기를 싫어하게 된다. 이런 과정이 반복되면 자연스럽게 상급학교의 진학이 힘들어지고 학력의 저하를 가져온다. 정신적 문제로서 우울증을 유발하고 또래집단에서 소외되며(왕따) 두려움, 불안, 공포, 초조, 긴장을 데리고 온다. 복합적 장애 요인으로 작용하며 다한증(多汗症)을 동반하기도 한다. 학습능력의 저하는 또한 사회생활을 원활히 유지하기 힘든 구조를 만들어낸다. 따라서 ADHD는 단순히 독립적인 질환이 아니다. 다른 질병과는 달리 엄청난 동반 질환을 유발한다.

ADHD는 자기조절이 안 되면 사건이 발생한다. 그러다 보니 남의 오해를 불러오는 것은 당연한 것이다. ADHD 질환자가 지능이 낮은 것은 아니다. 어떤 면에서 지능이 뛰어날 수도 있다. 다만 공격적이고 반항적이라는 게 문제다. 따라서 공격적이니 규칙은 무시된다. 감정이 지나치고 통제력이 없다. 본인은 괜찮다고 생각하지만 다른 사람들 입장에서는 병적으로 받아들여진다. 도덕성이나 윤리에 어긋나는 것은 둘째로 치더라도 당장 다른 사람들과 충돌을 야기하는 것이다.

현대는 매우 복잡하고 다채로운 세상이다. 충돌할 가능성이 더욱 커지고 넓어졌다는 의미다. 우리 주위에서 보면 유난히 부잡스런 아이들이 눈에 띈다. 그런 애들은 가만있지 못하고 돌아다닌다. 보호자의 꾸짖음에도 반응하지 못하고 멈추지 못한다. 음식점, 카페 등에 노키즈 존(No Kids Zone)이 생길 정도로 우리 사회의 화두가 되었고 인권침해의 문제로도 떠올랐다. 안절부절못하는 상태, 타이름과 가르침이 아무런 소용이 없다. 간혹 즉각적으로 반응을 보인다고 해도 돌아서면 제자리다. 노력과는 별개로 발생하는 것이다. 그렇다고 해도 우리는 노력해야 한다. 애정을 가지고 돌보게 되면 그러한 노력을 사랑으로 받아들이기 때문이다.

5. 숨어 있는 ADHD

그런데 ADHD 증상이 학교나 가정 혹은 또래들 사이에서 상당한 기간동안 나타나지 않는 경우도 있다. 본인은 어려움을 겪고 있는데 딱히 ADHD의 증상은 나타나지 않는 경우인 것이다. 모르고 지내다가 차차 성장하며 혹은 성인이 되면서 증상이 돌출된다. 이런 경우 더욱 당황하게 되며 이런 증상이 결혼기에 나타나면 더욱 난처한 일이 아닐 수 없다. 부모가 되어서 정작 자신이 ADHD였음을 인식하는 경우도 있다. 사회생활 중에 발병해서 이걸 뒤늦게 인식하면 가정생활에서도 심각한 영향을 끼치게 되는 것이다.

ADHD는 조기에 발견하는 것이 매우 중요한데 6세 이전 즉, 두개골이 석회화(굳음) 되기 전에 발견하여 조치를 취하면 정상생활을 할 수 있다. 그러나 시기를 놓쳐 적절한 치료를 받지 못한 경우 증세는 더욱 심해진다. 공격성이 심해지고 술이나 담배, 심지어 마약 같은 것에도 눈을 돌릴 수가 있다.

부모는 아이가 태어날 때부터 자기 아이에게 조금이라도 의심되는 증상이 있다면 주의 깊게 관찰하는 관심이 필요하다. 그러려면 부모가 먼저 ADHD에 관한 지식과 정보를 습득해야 한다. ADHD 환자들에게 특히 공통적으로 나타나는 현상은 까치발이다. 그런 아이는 아기 때부터 양발(兩足)엄지 발가락을 구부리며, 여섯 살 정도 되어 아이가 걸을 때는 본능적으로 까치발을 하고 걷는 특징이 있다.

소아 정신질환의 하나로서 ADHD는 과거에는'주의력 결핍 과잉행동 장애'같은 병명조차 존재하지 않았다. 1987년에서야 주요 증세를 반영한 이런 이름을 갖게 되었던 것이다. ADHD는 특징상 원래 6가지 정도의 요소로 분류되었다.

6. 주요 특징 3가지

과잉행동이 가장 먼저 언급되며, 침착하지 못함, 충동성과 공격성, 산만함 및 주의집중 부족 등으로 분류되었는데 연구를 거듭하면서 다음과 같은 3가지 특징으로 요약되었다.

첫째, 부주의 둘째, 과잉행동 셋째, 충동성이다. 이 세 가지 중에 부주의 하나가 두드러진 경우도 있고, 과잉행동이 두드러진 경우도 있다. 또한 충동성이 눈에 띄게 두드러진 경우도 있고, 경우에 따라 두 가지 세 가지를 함께 동반하는 경우도 있다.

ADHD와 학업은 병존하기 힘들다. 학년이 올라갈수록 집중력은 더욱 떨어진다. 학업에 흥미를 잃고 좋아하는 것이나 취미도 없어진다. 간혹 자기가 좋아하는 물건이나 혹은 게임 등에 무서울 정도로 집착하는 경우가 있다. 단순히 어떤 것에 집착을 한다고 해서 ADHD가 아니라고 단정할 수는 없다. 물건이나 게임에 특별히 집착하는 경우 오히려 ADHD 질환일 수 있는 것이다. 산만한 행동은 나이가 들면서 그 정도가 약해진다. 그러나 자기 또래들에 비해서는 여전히 산만하며 난잡하다.

무엇보다 부모나 선생님, 친구들로부터 많은 잔소리와 꾸지람을 듣게 된다. 이것은 아이를 정서적으로 불안하게 만든다. 불안은 뇌에 존재하는 화학물질의 균형과 관계가 깊다. 정서적 불안은 불행하게도 우울증을 불러올 수 있다. 그래서 우울증 역시 불안증과 함께 발생하는 것이다. 이렇다 보니 외부 사람이나 외부 사회에 소통하지 못하고 고립된다. 따라서 대인관계, 사회적 관계망이 형성되지 못하게 된다. 환경이나 상황에 적응하지 못하고 결국 도태되는 과정을 거칠 수가 있는 것이다.

이러한 ADHD는 자칫 다른 문제로부터 잘못 판단될 수 있다. 시력에 문제가 있는 아이는 정상적인 아이에 비해 산만해 보일 수가 있다. 앞이 잘 보이지 않기 때문에 잘 보려고 하는 몸짓이 이상한 동작처럼 비칠 수 있다. 또한 청력에 문제가 있을 수도 있다. 제대로 들을 수 없는 아이들은 당연히 정상인 아이들과는 다른 몸짓을 할 수밖에 없다.

이처럼 감각기관에 이상이 있는지의 여부는 ADHD를 판별하는 데 있어서 매우 중요한 부분이다. 아이들이 앓고 있는 질환의 여파로 집중하기 어려운 경우는 비일비재하다. 그래서 아이에게서 이상한 점이 관찰된다면 반드시 다양한 질병에 대하여 검사해 볼 필요가 있다. 간질이나 아토피, 납중독의 여부까지 알아볼 필요가 있다.

그리고 신경학적인 검사도 해볼 필요가 있다. 사지(四肢) 운동능력이나 반사 능력, 앞에서 말한 까치발을 하고 걷는지 관찰할 필요가 있다. 인체에는 수많은 감각기관이 존재한다. 전신 감각의 문제가 있는지 꼼꼼히 검토하고 대뇌 부분의 신경까지도 검사할 필요가 있다. 이런 과정을 마친 이후에 ADHD 여부를 최종적으로 진단 내리는 것이 적절한 절차이다. 아울러 지능검사, 학습장애 검사도 반드시 필요하다.

제2장 ADHD의 주요 특징

앞에서 ADHD란 무엇인지 대략 알기 쉽게 설명했다. 한 문장으로 다시 한번 요약한다면 '주의력결핍 과잉행동장애'라고 요약할 수 있으며 주의력 부족, 충동성, 과잉행동으로 분류할 수 있다. 이 것을 더 사실적으로 풀어보자면 기능적인 측면에서 접근해야 한다. 즉, 기능의 저하가 문제가 되는 것이다. 기능의 저하를 과학적이고 의학적인 차원에서 살펴보면 인체의 두개골(頭蓋骨) 즉 전두엽(前頭葉) 기능의 저하를 의미한다.

1. 전두엽의 기능저하

전두엽은 사람의 몸에서 일종의 지휘부라고 할 수 있다. 지시를 내리면 몸의 여러 부위에서 행동으로 실행하는 것이다. 그런데 지휘부의 지시에 제대로 반응하지 못하면 문제가 된다. 바로 기능의 저하란 전두엽의 기능에 이상이 발생해 집중력이 떨어지고 행동이 산만하게 된다는 것이다. 전두엽은 정보처리의 작용을 한다. 따라서 전두엽이 함몰되면 기능의 문제가 발생한다.

우리는 이럴 때 세션 접촉에 돌입한다. 세션을 거듭하면 점진적으로 전두엽이 활성화 된다. 그리고 정서적 안정, 자신감, 동기부여를 통해 기능증진을 이룬다. 우리가 가장 눈여겨보아야 할 대목이 바로 전두엽에 관한 것이다. ADHD 환자들에게 직접적으로 발생하는 다양한 모습 중에서 눈에 띄는 문제들을 도표로 정리해보았다. 우리 아이한테 문제가 있네, 라고 생각되는 점들이 바로 ADHD환자들이 보이는 장애 요소가 되는 것이다.

1	참을성	인내심이 없고 서두름
2	치우침	하고 싶은 일만 함
3	충동성	정서적 미숙, 감정조절 안됨
4	정돈	시간 내 정리 어려움
5	동기부여	일을 시작하려는 의미 부족
6	부지(不知)	자기 행동의 문제 인식 미흡
7	목표	문제의식 부족, 목표완성 부족

〈표〉 ADHD의 문제영역

ADHD는 단순히 산만(散漫)한 것의 문제를 말하는 것이 아니다. 위 〈표〉에서 보여준 것처럼 몹시 다양한 영역의 문제를 지닌다. 문제의 원인을 다양한 분야에서 찾아볼 수 있다고 앞에서 밝혔는데 가장 먼저 이해해야 하는 것이 기능적인 대목이다. 그래서 전두엽 즉, 뇌의 앞쪽 부분에 대해서 살펴볼 필요가 있다.

전두엽은 인체에서 행동과 인식을 지휘하는 총사령부라 할 수 있다. 오케스트라의 지휘자 즉 마에스트로 같은 역할을 하며 이러한 지휘자의 명령을 받고 인체는 실행에 옮기게 된다. 우리가 연주회에 가면 지휘자의 능력과 역할에 의해 음악의 맛이 다르듯이 사람을 가장 인간답게 조절해주는 것이 바로 전두엽이다. 전두엽은 흔히 20대 초반까지 꾸준히 성장하는 것으로 알려져 있다. 하지만 다양한 경험이 말해주듯 전두엽뿐만 아니라 인체의 두개골은 어른이 되어서도 변화할 수 있다.

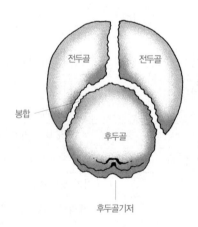

그런데 중요한 점은 뇌의 모양이 많은 것을 보여준다는 것이다. 즉 뇌의 모양이나 구조에 이상이 생기면 ADHD의 원인이 된다는 것이다. 전두엽이 성숙하게 발달하지 못하면 아이에게 문제가 되는 것은 분명하다. 전두엽은 인체의 지휘자로서 가장 먼저 인생의 목표와 계획을 세운다. 목표를 향해 일과 교육 등의 우선순위를 배열한다. 시간을 조절하고 감정이나 충동 등도 조절한다. 특히 ADHD환자들이 어려워하는 충동의 억제는 바로 전두엽에서 실행하는 것이다.

전두엽은 피질(皮質)과 연관이 매우 깊다. 피질이란 대뇌 중에서 주름이 많은 바깥쪽을 말한다. 전두엽과 피질은 붙어 있는데 원활한 기능이 필수적이다. 하지만 전두엽과 피질의 상호기능이 원활하지 못하면 많은 문제가 발생한다. 근육을 크게 움직이고 섬세하게 움직이는 동작을 제어한다. 자세를 안정적으로 잡도록 돕는다. 그리고 눈동자를 움직이고 초점을 맞추는 작업도 이들의 몫이다. 전두엽 피질 부위에 물리적인 충격이 가해지면 충격 장애를 입고 정신적 장애를 얻게 된다.

생각, 직관, 기억, 사고(思考)를 관장한다. 전두엽의 피질은 시상하부와 연결되어 인간의 감정을 통제한다. 집중력, 정보와 상황의 분류, 작업에 대한 기억, 응용능력 등의 기능은 모두 이곳에서 나온다. 이렇듯 전두엽은 논리적인 사고를 가능하게 하며, 지혜를 통해 사회에 적응하도록 하고 문제가 발생 시 해결하는 능력을 발휘한다. 따라서 전두엽의 기능이 원활하도록 해주면 여기에서 제기하는 ADHD의 문제를 해결할 수가 있다.

2. 위험한 출산

아이는 태어나는 바로 그 순간에 어쩌면 일생의 운명이 결정된다고도 볼 수 있다. 출산 시 태아의 머리에 가해지는 강한 압력, 양수의 압력 차에 의한 움직임, 신경과 혈관들의 유착 등은 태아의 건강에 많은 영향을 미친다. 산파나 의사의 손에 의해 눌리고 뒤틀리면 문제는 이미 벌어진 것과 같다. 분만 시 부적절한 도구(겸자)를 사용하고 분만 시간의 과도한 지연, 정상적인 궤도나 출생통로에서의 급속한 이동 등 출산 시 아이의 두개골은 너무도 연약하고 유연한 것이기 때문에 작은 압력과 충격으로도 엄청난 문제를 일으킬 수 있다.

자연 분만을 하면 태아는 정상적으로 산도(産道)에서 빠져나온다. 이 경우 빠져나오면서 자연스럽게 벌어지고(팽창) 조여지고(수축) 즉 신전과 굴곡의 과정을 거친다. 출산 시 산모의 몸이 보여주는 자연스러운 운동 과정이다. 그런데 갑자기 제왕절개를 하면 준비되지 않은 상태에서 강제로 끄집어내니까 태아는 당연히 충격을 받는다. 다시 말하자면 제왕절개의 순간 아이는 외상후 스트레스를 겪는 것이다. 마치 자신이 도둑들에게 납치를 당하고 있는 것은 아닌지 모른다고 생각할 수도 있다. 세상과의 첫 대면이 아이는 무서울 것이다.

그리고 척추의 눌림, 두개골의 압박, 이런 일이 발생하면 아이에게 분명히 문제가 발생할 수밖에 없는 것이다. 태어날 때 아이는 세상 밖으로 나오며 본능적으로 운다. 이는 울음소리를 통해 이러한 문제에 본능적으로 저항하려는 것과 같다. 밖으로 나오면서 아이는 충분한 공간을 확보하고자 하는데 공간확보에 실패하는 경우에도 이렇게 울음을 통해 본능적으로 경고한다.

두개골 기저의 압력은 아이에게 많은 영향을 미친다. 두개저의 유착으로 변형이 오면 아이들에게 척추측만증을 유발한다. 이것은 ADHD성 질환의 아이들이 제대로 걷지 못하고 까치발을 딛는 원인이 되는 것으로 추정하고 있다. 두개저의 변형 장애로 인하여 우려가 되는 것은 출생 시에 발생하는 측방 변형으로 그에 따른 가장 흔한 문제가 학습장애이다. 그 중 대부분이 독서 장애로 나타나고 있다.

이것은 두개저의 측방 변형이 파열공을 통과하는 신경에 압력을 가하기 때문에 발생하는 것이다. 대천추체라는 낯선 이름을 가진 이 신경은 영장류의 후두엽에 공급되는 혈액의 50%에 영향을 미친다고 보고되고 있다. 이러한 측방 변형은 뇌성마비를 일으킨다. 우리는 CST를 통해 이러한 측방 변형을 릴리즈 하게 해준다. 이것은 뇌성마비 환자에게 발생하는 심각한 경련을 부드럽게 완화해 주며, 불편한 움직임이 거의 정상으로 돌아오게 한다. ADHD역시 이런 요법을 통해 정상적으로 호전시킬 수가 있다.

다시 출산 시로 돌아와서, 아직 미성숙한 태아의 두개골이 좁은 산도(産道)를 빠져나올 때 부드럽게 미끄러져 나오면 문제가 되지 않겠지만 눌리거나 뼈들의 일부가 붙게 되면 뇌의 성장은 당연히 방해를 받는다. 태아의 출산 과정에 발생하는 이러한 문제를 해결하는 방법은 적어도 CST가 유일한 해결책이 되리라 확신한다. CST는 고요한 물처럼 치유의 세계를 향해 매우 깊이 흘러간다.

3. 성인 ADHD

ADHD도 나이를 먹는다. 성인 ADHD 역시 가볍게 넘길 일은 아니다. 중고등학교 이후에도 이런 증상이 나타난다면 성인 ADHD라 할수 있다. 그런데 성인기에 나타나는 산만함, 충동성 등은 판단의 방식이 단순하지 않다. 성인기에 존재하는 이런 증상이 아동기부터 있었던 것인지 아니면 성인기에 별개로 나타난 것인지 불분명하지만 두개저 기능장애로 인한 악순환이라는 것은 분명하다. 아동 ADHD 환자의 33%에서 성인 ADHD로 진행한다는 연구가 있다.

성인의 경우 과잉행동 등의 증세는 사라지거나 다소 줄어들 수 있다고 한다. 하지만 부주의 같은 증상은 지속적으로 나타나는 것으로 알려져 있다. 집중이 어렵고 일을 원활하게 끝마치지 못한다. 아주 미미한 분야에 쓸데없이 민감하고 산만해지며 이런 결과로 직업을 선택함에 있어서 한 가지 일에 집중하지 못하고 어느새 다른 일을하는 경향이 있다.

텔레비전 시청, 게임 등에 집중이 과해 다른 중요한 일을 잊어버릴정도다. 소위 중독증이 나타난다. 게임 중독, 도박 중독, 섹스 중독,과소비, 폭식 등을 비롯하여 사소한 정리 정돈이 어렵고 방, 책상 등의 정리 또한 어렵다. 상식 밖으로 시간 개념이 약하고 약속시간 등을 많이 지키지 못해도 크게 개의치 않는 태도를 보인다. 물건을 잃어버리는 경우가 잦고 제자리에 정리하는 일이 어렵다.

동시에 여러 일을 하며 쉽게 싫증을 내고 지친다. 다른 사람의 대화에 지나치게 끼어들기를 좋아한다. 하지만 대화에 집중하지 못한다. 머리에 복잡한 생각으로 어지럽다. 회사에서는 상사의 지시를 완수하지 못한다. 시간 관리가 어렵고 약속시간, 출근 시간에 지각하는 경우가 잦다. 동료들에게도 자신의 속마음을 숨기지 못하고 불쑥 말해버린다. 절제가 어렵고 특히 감정조절이 어렵다. 그러므로 자존감이나 성취감 등은 당연히 낮을 수밖에 없으며 감정의 기복이 가파르고 폭발적으로 화를 내는 경향이 있다.

성인 ADHD는 어떤 면에서 아동의 ADHD보다 중요한 영역이라 할 수 있다. 왜냐하면 성인이 되면 인생에서 몹시 중요한 결혼, 가정, 직장생활 등에 직면하는데 사회에서는 아무도 그를 도와주지 않으며 모든 책임을 떠맡아야 하기 때문이다. 이런 탓에 WHO는 전 세계적으로 일어나는 무단결근, 업무 비효율, 잦은 이직(離職) 등의 원인으로 ADHD를 지목하고 있는 실정이다.

그리고 더욱 난처한 점은 이렇게 치료되지 않고 성인까지 지속될 경우 다른 문제로 비약한다는 점이다. 알코올 중독에 쉽게 노출되고 니코틴 중독, 인터넷 중독, 게임 중독, 사행성 오락, 핸드폰 중독 등에 아주 쉽게 빠진다. ADHD환자에게 이런 엄청난 문제를 자기조절을 통해 통제하고 절제해야 한다며 강요할 수도 없고, 강요하더라도 해결되지 않는다. 그렇기 때문에 다양한 사회적 장치가 필요한 것이다.

가족과 사회, 단체 등에서 손을 내밀어 도움의 손길을 주어야 한다. 예방과 치료에 도움이 되는 프로그램이나 프로젝트를 준비하여 철저히 관리할 필요가 있다. 감정조절이 가능하도록 환자와 가족, 전문가의 도움이 절대적으로 요구된다. 증세가 가벼운 사람은 스스로 조절을 통해 정상적인 사회생활이 가능하기도 하지만 자기조절이 어려운 사람은 주위의 도움이 절대적으로 필요하다는 점을 명심할 필요가 있다.

성인 ADHD를 부끄럽게 여길 필요는 없다. 만약 자신의 증상이 의심된다면 전문가의 도움을 받을 필요가 있다. 이는 자신과 주위의 노력으로 충분히 극복이 가능한 질환이다. 치료는 얼마든지 가능하며 완전한 치료는 아니더라도 거의 정상적인 생활을 할 수 있을 정도로 뛰어난 요법이 존재한다.

제3장 ADHD와 두개골 기능 장애

인간의 두개골은 사람의 의식, 행위, 목표 등 모든 것을 주관하는 곳이다. CST는 의식을 에너지의 하나일 수 있다고 생각한다. 의식의 에너지로 통찰력을 높이고 우주의 시각을 받아들인다. 그리고 우리는 CST를 받아들이는 사람들을 위해 경험을 공유하면서 에너지를 확장시키고 활용한다.

인체의 여러 부분 중 어느 기관 하나 중요하지 않은 곳은 없지만 그래도 가장 중요한 영역이 바로 뇌의 영역이다. 뇌가 죽으면 인생은 끝이다. 뇌가 기능을 상실하면 사람의 삶도 막을 내린다. 뇌는 그 인생을 지배하는 총사령관이다. 이런 표현에 거부할 마땅한 근거를 찾아볼 수 없을 것이다.

팔과 다리를 잘라내도 살아가는 데는 문제가 없다. 팔과 다리는 주인의 명령을 받아 움직이는 역할을 한다. 그 주인의 명령이 내려지는 곳이 뇌가 있는 두개골이 아닌가. 두개골은 모든 지휘를 관장하는 일종의 사령부라 할 수 있다. 사령부에 문제가 생기면 모든 삶의 기능이 작동하지 않는다.

1. 두개골의 구성

두개골은 이른바 전두골, 접형골, 측두골, 후두골, 사골 등 총 22개의 조각뼈로 구성되어 있는데 두개골 중에서도 두개저의 기능이 가장 중요하다. 두개골의 치료에 가장 많은 영향을 받는 곳이다. 두뇌에 원활한 생리적 기능적 현상이 이루어지는 곳이며, 정상적인 환경에서 두개저는 뇌척수액(CSF) 압력의 상승과 하강을 통해 미세하지만 자유롭게 움직이고 있다. 뇌척수액은 뇌실에서 만들어져 대뇌와 척수를 연결하는 뇌간의 통로를 통해 척수 쪽으로 내려간다. 뇌척수액의 1일 생산량은 총 450㎖로 뇌의 무게를 지탱해주고 뇌와 척수를 에워싸고 있는 접촉면의 마찰을 줄여준다. 그리고 머리에 대한 외부충격의 완충 역할 및 두개골의 압력을 일정하게 유지하도록 돕는다. 뇌척수액은 하루 4회~5회 왕복 이동하며 실제로 사용되는 양은 150㎖정도다.

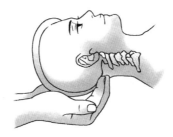

두개저의 모습

두개골의 장애는 대개 이런 두개저 부분에서 발생하는 것이 대부분이다. 두개저는 건물에 여러 지줏대가 떠받쳐서 무리없이 지탱할 수 있는 것처럼 신선한 혈액이 뇌에 무리 없이 공급되도록 돕는 역할을 한다.

혈액의 흐름이 원활하지 못하고 뇌에서 만들어지는 뇌척수액의 흐름이 원활하지 못하면 다양한 문제가 발생한다. ADHD를 진단할 때 두개저를 필수적으로 살펴봐야 하는 이유는 ADHD의 많은 문제가 바로 두개저의 기능장애와 연관되어 있기 때문이다. 이런 주장은 지금까지 ADHD를 연구하는 어떤 분야나 어떤 학자에게서도 언급되지 않은 영역이다. 우리는 지금까지 다양한 문제를 지닌 ADHD 장애를 앓고 있는 사람들을 만나봤다.

그리고 우리가 강력하게 주장하는 CST 접촉을 시도했다. 그 결과 놀라운 상태의 호전 및 치유의 효과를 보여주었다. 이것이 두개골의 기능을 살펴봐야 하는 이유이다. 먼저, CST는 양자 물리학의 시그널이며 우주 에너지의 신호를 인정한다. 우리는 우주를 에너지장의 필드라고 인식하고 있다. 지구상의 생물은 에너지장 안에서 존재한다. 우리가 살고 있는 지구 자체에서 자연적으로 에너지 리듬이 발생한다. 이러한 자연 에너지가 인체에 존재하는 특수한 에너지 리듬과 공존하며 상호 반응한다. 인체의 에너지는 우주의 에너지와 영향을 주고받는 것이다. 우리가 건물을 짓는다거나 영업장소를 정할 때 위치를 보는 것은 이러한 에너지장이 어떤 나쁜 기운을 미칠지 염려하기 때문이다.

2. 두개골의 기능

■ 전두엽 : 인체의 운동제어를 담당한다. 근육의 움직임을 주로 통제한다. 섬세한 움직임에서 비롯해 자세를 본능적으로 조절한다. 눈동자의 움직임, 초점을 맞추는 행위, 생각, 직관, 기억, 지성 등을 모두 이곳에서 관장한다. 특히 우리의 감정에 커다란 영향을 미치며 정보를 받아들이고 분류하며 다양한 응용능력 등도 이곳에서 관할한다. 전두엽의 기능에 장애가 있다면 이런 점에서 다양한 문제가 발생한다.

■ 두정엽 : 두정엽은 감각의 수용, 판독과 운동언어를 관장한다. 우리 주위에 존재하는 많은 정보를 받아 어떤 태도, 조치를 취해야 할지 결정한다. 우리가 움직임을 취하고자 할 때 두정엽은 전두엽과 상의해서 어떤 동작을 취해야 할지 결정한다. 때문에 어느 한 부분에 장애가 발생하면 이런 기능적 체계에 문제가 발생한다. 이런 것이 지속되면 질병으로 발전하며 우리가 말하는 ADHD 요인으로 작용하기도 한다. 뇌의 좌측은 언어를 관장하고 우측은 노래를 관장한다. 왼쪽에 문제가 생기면 말은 못하지만 노래를 부르는 것은 가능할 수 있다. 그 반대의 경우도 가능하다. 움직이는 물체에 집중하고 있다면 두정엽에 문제가 있다는 것을 의미한다.

■ 측두엽 : 측두엽은 두개골의 위치에서 보듯 청각과 가장 밀접한 관련이 있다. 측두엽은 귀를 통해 전해오는 청각 자극을 판독하는 역할을 한다. 귀는 소리를 전기자극으로 변환한다. 그리고 이런 청각 자극의 판독은 물론 내장의 기능, 감정 등도 일정 부분 담당하며, 두개골의 다른 영역과 소통을 통해 원활한 기능을 유지토록 한다. 측두엽은 양쪽에 존재하고 있는데 두정엽의 일부분과 접촉하고 있어서 단어의 선택에도 일정 부분 관여한다. 대부분 여성은 우측, 남성은 좌측 측두엽이 더 크다. 오른쪽 측두엽이 왼쪽 측두엽 보다 더 활성화 되어 있는 것으로 알려져 있다. 측두엽은 해마와 편도를 감싸서 보호하고 있기 때문에 단어적 단편적 기억을 장기기억으로 저장하는 기능도 담당하고 있다.

■ 후두엽 : 후두엽은 뇌의 가장 뒤쪽에 위치한다. 가장 중요한 기능은 눈에서 전달되어 온 시각의 자극을 느끼고 판단하여 적절한 대응을 하도록 하는 것이다. 후두엽은 색상을 대할 때도 예민한 반응을 한다. 빨간색이나 검정색 등에 대응하는 방식이 다르다. 또 어떤 색상을 바라보고 있을 때는 오른쪽 후두엽이 왼쪽 후두엽보다 2배 정도 더 활성화 되고 있음이 밝혀졌다.

■ 뇌섬엽 : 이는 대개 중심엽으로 더 알려져 있다. 대뇌 가운데 회색질로 감싸진 부분이 바로 뇌섬엽이다. 이는 변연계의 일부로 감정

에 깊게 관여하는 것으로 알려져 있다. 즉 중심엽의 피질은 감정과 연관되어 있다는 것이며 전달된 감각의 정보를 입력받아 처리하는 기능을 하고 있다. 최근 양자 방출 단층촬영으로 중심엽이 주의력과 듣기에 관련되어 있다는 것을 입증했다. 양자(量子)란 에너지 형태를 띠며 물질을 이루는 최소의 단위를 말한다. 그리고 우주는 텅 비어 있는 허공이 아니라 양자라는 물질로 가득차 있다는 것이다. 뒤에서 자세히 얘기하겠지만 우주는 에너지를 통해 하나로 연결되어 있음을 증명해주는 물질이다.   ADHD에서 문제되는 주의력의 문제와 깊게 연관되어 있어서 특히 뇌섬엽은 ADHD연구를 위해 아주 중요한 부분이라 할 수 있다. 대뇌의 표면을 이루는 이마엽, 관자엽, 마루엽 등이 빠르게 성장하여 이곳을 덮는다.

■ 사골 : 사골은 두개골의 일부로 두 눈 사이에 있는 벌집처럼 보이는 엉성한 뼈를 말한다. 신경구조들이 통과할 수 있도록 많은 구멍들이 있으며, 신경들이 눌리거나 이런 구멍에 문제가 발생하면 많은 신체적 문제들이 발생할 수 있다. 눈이 피로하면 집중할 수 없다는 점에서 사골은 ADHD 환자들에게 특히 중요한 부분이다.

이렇듯 두개골을 구성하는 다양한 뼈와 뇌의 어느 부분에서 장애가 발생하면 인식과 행동, 태도, 의지 등 다양한 문제를 일으킬 수 있다. 두개골의 내부에는 엄청난 신경들이 지나가고 서로 연결되어 있다. 신경들이 다니는 길이 있으며 여러 신경들이 모여 뻗어가는 신경 다발 즉 신경총이 있다. 이런 신경총에는 여러 신경들이 하나의 다발을 이루며 지나간다. 이러한 신경들이 후두엽 등에 동맥의 혈액공급을 원활히 하도록 영향을 미친다.

또한 여러 신경들이 상호 영향을 주고받는다. 접형골과 측두골 사이에 일어나는 기능성 장애는 후두엽의 혈액순환을 방해한다. 따라서 당연히 후두엽이 관장하는 기능에 장애가 발생하기 때문에 사람의 태도나 행동, 의식 등 다양한 분야에 영향을 끼치게 되는 것이다.

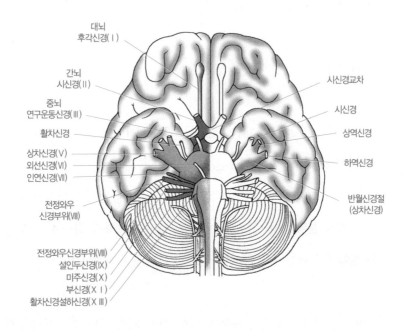

뇌신경의 종류 (그림 두개책48)

두개골은 독립적인 움직임이 있고, 팽창과 수축을 지속하며 전후 좌우로 움직인다. 2개의 뼈는 좌우로 움직이며 1개의 뼈는 동시적으로 전후를 향해 움직인다. 두개골에는 12개의 뇌신경이 있다. 이 신경마다 각기 고유의 기능이 있다. 그런데 장애가 발생하면 고유의 기능을 상실하기 때문에 다양한 문제가 발생할 수 있다. 삼차신경은 12개의 뇌신경 중 다섯 번째 신경에 해당한다. 안신경, 상악신경, 하악신경의 3개의 분야로 구성되어 있어 삼차신경이며 안면신경이라고도 하는데 안면의 감각과 저작 즉 씹는 운동에 관여한다. 하악신경 부분은 치아의 감각을 담당한다.

활차신경은 제4뇌신경으로 도르래 신경이라고도 한다. 이것은 순수 운동신경으로 눈을 움직이는 근육을 지배하고 있다. 안구에 부착된 근육이 여섯 개나 된다. 눈을 한쪽으로 모으고 코를 바라보는 운동, 위아래를 쳐다볼 수 있도록 눈을 굴리는 운동 등 이에 따르는 여러다양한 운동영역이 바로 활차신경에서 비롯한다. 이런 신경에 장애가 발생하면 아이들에게 물리적인 장애는 물론 정신적으로도 정상의 범위에서 벗어나는 행동을 유발할 수가 있다. 대표적으로 눈을 깜박이는 신경이라고 이해하면 쉽게 가늠이 된다. 눈을 지나치게 깜박이면 일종의 틱장애를 유발할 수 있다. 이런 점에서 ADHD의 문제에 있어서 활차신경 역시 중요한 부분이다.

외전신경은 신경마비가 다른 신경에 비해 빈번히 발생한다. 해부학적으로 외전신경이 다른 신경보다 길이가 길고 경로가 복잡하기 때문이다. 따라서 외상에 쉽게 노출될 수 있고 출혈이나 종양 등 다른 신경보다 손상받을 가능성이 높다. 외전신경의 마비를 일으키는 직접적인 원인으로 머리 부분의 외상, 혈관질환, 종양, 감염이나 염증, 동맥류, 원인불명에 이르기까지 아주 다양하다. 교통사고 등에 의한 외전신경 마비도 종종 일어나고 있다. 편두통이나 사시(斜視 : 시선 불균형)를 일으키는 신경 또한 외전신경이다. 따라서 우리의 몸에서 아주 중요한 영역이라 할 수 있다. 아이들의 사시 또한 CST를 통해 정상화시킬 수 있다는 것도 놀라운 일이다. 다음은 12개의 뇌신경을 참고삼아 표로 정리해 본 것이다.

뇌신경	명칭	기능
제1뇌신경	후각신경	후각 담당
제2뇌신경	시각신경	시각 담당
제3뇌신경	동안신경	안구운동 담당
제4뇌신경	활차신경	안구운동 담당(굴림)
제5뇌신경	삼차신경	혀, 안면 운동
제6뇌신경	갓돌림신경	안구운동 담당
제7뇌신경	안면신경	안면근육, 미각 담당
제8뇌신경	내이신경	청각 및 평형 담당
제9뇌신경	설인신경	혀의 미각 담당
제10뇌신경	미주신경	무의식적 운동 조절
제11뇌신경	부신경	승모근(어깨, 팔) 지배
제12뇌신경	설하신경	혀의 운동 담당

〈표〉 12쌍의 신경

후두골 중심부에는 대후두공이란 곳이 있다. 척추동물의 두개골 뒤쪽에 있는 커다란 구멍이며 두개골과 척추의 관절을 연결한다.

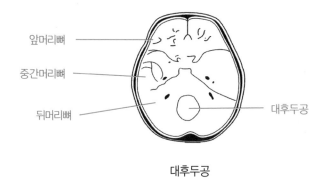

대후두공

대후두공의 중심으로는 척수와 여러 신경들이 지나가고 있다. 이 부분에 문제가 발생하면 선천적인 기형이 되는데 이런 질환을 지닌 아동은 목의 길이가 짧거나 자라목, 머리가 위로 향하는 등의 비정상을 보인다.

이런 현상은 신생아에 많이 나타나며 여자아이에게 더 많이 나타나는 것으로 알려져 있다. 유전적인 요인과 환경적인 요인이 모두 적용되는데 유전과 환경이 동시에 작용을 하는 경우도 있다. 임신 때 알콜, 흡연, 비만, 약물중독 등으로 신경관의 결손이 생겼을 경우 발생하는 것으로 알려져 있다. 사망의 위험이 높으며 생존하더라도 신체기능 등에 이상이 발생한다.

두개골 가운데 접형골은 아이가 나올 때 압력에 의해 눌리기 쉬운 부위다. 신생아의 뼈는 연하고 부드럽기 때문에 압력이 가해지면 당연히 문제가 발생한다. 접형골의 기능이 무너져서 발현되는 다양한 질환은 아이에게 문제를 발생시키고 이런 문제는 성인이 되어서도 없어지지 않고 질환으로 남아 있는 경우가 적지 않다.

뼈를 감싸고 있는 경막이 비정상적이 되고 근육의 부드러운 조직이 긴장하면 접형골이 뒤틀리게 된다. 아직까지 밝혀지지 않은 아이들의 다양한 문제성 행동, 난치성 질환 등도 이런 골조직의 눌림과 비틀림으로부터 비롯되고 있음을 부정할 수는 없는 실정이다. ADHD역시 이런 문제로부터 자유로울 수는 없다는 것이다. 이런 문제의 발생 시 CST를 통해 회복되기 전까지는 계속 장애가 나타날 것이다.

물론 이러한 주장이 절대적이라고 단정 지을 수는 없다. 하지만 우리가 지속적인 임상과 연구를 통해 살펴본 결과 상당한 부분 믿을만할 정도의 결과물을 보여주었다. 아직도 뇌의 문제에 있어서는 우리가 밝혀야 할 미지의 세계가 광활하게 열려 있다. 전두엽이나 측두엽, 접형골 등은 인체에 있어서 무엇보다 중요한 곳이다.

3. CST 정의 및 역사

필자가 제시하고자 하는 CST(Cranio Sacral Therapy:두개천골요법)는 기술적인 테크닉이 아니라 부드러운 접촉 요법이다. ADHD를 비롯한 문제성 질환, 난치성 질환, 불치성 질환 등을 예방하고 치유할 수 있는 놀라운 접촉이다. 우리는 이것을'기적의 치유과정'이라고 하는데 실제로는 매우 과학적이며 의학적이다. CST요법에는 모든 과학적, 의학적 이론이 체계화되어 있다. CST는 부드러운 접촉을 통해 진단과 촉진을 시도한다. 따라서 ADHD는 우리의 부드러운 접촉으로 극복할 수 있는 영역이다. 그렇다면 CST란 무엇인지 알아보자.

CST는 인체의 핵심을 이루고 있는 몸과 마음, 영혼의 동시체계를 받아들인다. 즉, 몸과 마음, 영혼이 인간이란 존재를 구성한다고 우리는 믿는다. 에너지는 넓은 범위에서 상호작용하고 있다. 세포에 흐르는 생체 에너지, 경락을 흐르는 자기적 에너지가 모두 인체를 중심에 두고 소통하고 있다. 인체의 신비로운 생리적 리듬을 통해서 볼 때 이것은 몹시 기대되는 일이다. CST를 접하는 모든 사람에게 평온을 주고 결과적 임상을 제공한다. 과학과 기적, 영적인 세계의 결합은 마치 물이 흐르는 듯 자연스럽다. 두개골의 율동적 임펄스! 통섭과 통합의 시대! 이것이야말로 지구상에 가장 빛나는 감동의 언어다.

CST의 역사는 전쟁으로 죽어가는 사망자를 살리기 위한 고심(苦心)에서 비롯되었다. 미국에서 남북전쟁으로 많은 젊은이가 죽어 나갔다. 의사들은 이렇게 죽어 나가는 젊은이들을 살리기 위해 약물요법과 수술요법 등을 고민하게 된다. 밀려드는 엄청난 환자들을 한 명이라도 더 살리기 위해 어떤 좋은 방법이 없을까 고민하던 중 아프리카 원주민들이 환자의 몸에 손을 가져다 대며 치료하는 모습을 목격하게 된다.

CST는 두개골(頭蓋骨)과 천골(薦骨) 사이에 뇌척수액이 원활하게 흐르도록 하는 요법이다. 두개천골 테라피는 수기의학에서 핵심이 되며 현재 가장 활발하게 발전하고 있다. 두개골에는 운동성 제한이 일어나고 있는데 중추신경계와 자율신경계를 안정화하고 내분비 호르몬, 신경전달물질의 생성, 배출이 순조롭도록 작용하고 있다. 두개골이 움직이는 근원적인 힘은 원초적 호흡 기전에서 발생한다.

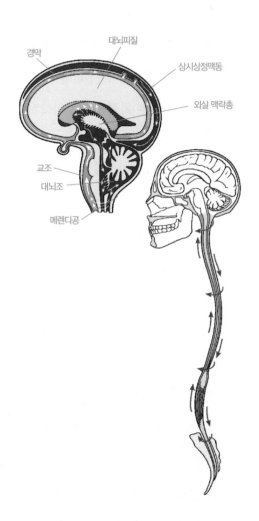

뇌척수액의 순환 및 뇌의 세부도

뇌실이 반복적으로 팽창하고 수축하여 뇌척수액을 뿜어낸다. 이 것이 뇌의 율동적 움직임의 결과인 것이다. 기적적인 예방과 치유력 을 인정받고 있는 21세기 최고의 요법이라 할 수 있다. CST요법은 1870년대 미국의 정골의학자인 스틸 박사(Dr.A.T.Still)가 창설했다. 그 는 아내와 자식을 뇌수막염으로 잃었다. 하지만 해부학자이면서도 뇌수막염의 근본 원인을 몰랐다. 이 당시 해부 생리학계는 두개골이 뇌의 보호 기능과 조혈작용만 관여한다고 교육했다.

그러나 가족을 뇌수막염으로 잃은 스틸 박사는 환자의 질병을 치 료하는 데 있어서 사람의 몸에 내재 되어 있는 치유력 즉 내부에 존재 하는 의사를 작동시킬 수 있다고 주장하였다. 이후 스틸 박사의 제 자격인 서덜랜드 박사(William G.Sutherland)는 대학에서 실험 중에 두개 골의 움직임과 물고기의 아가미 움직임 사이의 유사성을 발견하였다.

이후 서덜랜드는 인체를 해부하면서 사람의 두개골 봉합(suture:두 개골 재봉틀선)이 왜 죽어서도 석회화(굳음)되지 않고 남아 있으며, 이 봉 합은 대체 무엇이란 말인가 하는 의문을 가지게 되었다. 당시 세계의 의학계는 두개골을 움직임이 전혀 없는 부동관절이라 구분하였다(가 동관절=잘 움직임, 반관절=반만 움직임).

고대 중국의 황실에서 보았던 황제내경(黃帝內經)(황정내경, 황정외경, 경 전)이란 책에서는 뇌 안에 아홉 명의 신들이 존재하고 있어서 뇌는 건 드릴 수도 없고 열어볼 수도 없는 신성 영역이었다. 황제가 천사(天師) 에게 왜 상고시대 사람들은 수명이 100세를 넘겼는데도 동작이 활기

찬데 요즘 사람들은 50세만 되어도 동작이 쇠퇴한 지 물었다. 천사의 대답인즉 상고시대 사람들은 절제를 하고 이치에 맞게 살고 몸을 막 쓰지 않았다고 대답했다. 천사는 현대인들의 욕망, 역행, 무절제, 쾌락, 소모, 과도, 망령된 행위를 미리 꼬집은 것이다.

서덜랜드는 스승인 스틸 박사를 찾아가 아무래도 두개골이 움직이는 것 같다고 말했다. 스틸 박사는 그럼 자네가 한번 진지하게 연구해 보라고 지시했다. 이후 서덜랜드는 결혼하여 아내와 함께 두개골이 움직인다는 것을 증명하기 위한 실험을 30여 년 이상 지속적으로 시도하였다. 그는 이렇게 하여 두개골의 움직임을 찾아냈다.

그는 손의 접촉을 통해 사람들을 치료하기 시작했다. 주위의 다른 의사들은 손으로 아픈 사람을 치료한다는 서덜랜드를 믿어주지 않았다. 그는 동료 학자들로부터 따돌림을 받게 되자 자신의 논문도 가명(假名)으로 하여 여러 차례 발표하게 되었다. 얼마 후 서덜랜드의 주장은 점점 구체적으로 알려지게 되었고 수많은 임상을 거치면서 그의 아내는 임상 기록을 철저히 기록해 발표하게 된다.

뇌척수액의 움직임 연구, 뇌를 움직이는 추진력, 뇌 자체의 고유한 생명력, 뇌척수액의 순환적 움직임 등을 연구하여 고유한'1차적 호흡 기전'을 발표하게 되었다. 훗날 CST 연구자들은 제한된 상호 긴장막(십자막)을 풀어주니 몸의 전체가 풀렸고, 이것이 1차적 호흡기전을 활성화시킨다는 것을 밝혀내게 되었다.

그리고 서덜랜드 박사는 아내와 함께 곧 CST요법을 실제적으로 시작하게 되었다. 그는 인체에 항상성이 존재하며 자연치유력을 통해서 기적처럼 치유가 일어난다고 주장했다. 1900년대 초기 이탈리아 해부학자들은 두개골 봉합에 대해 석회가 가라앉아서 굳어진 골화(骨化)상태라고 하였는데 이는 성인에게 병적인 상태라고 경고했다. 이에 반해 영국 미국의 해부학자들은 봉합의 골화나 두개골의 부동성(不動性)은 정상상태라고 주장한 바 있다. 인류의 의료 과학적 논쟁은 한참 이런 상황에 머물러 있었다.

이후 미시간 주립대 존 어플레저(John. E. Upledger) 교수에 이르러 CST이론이 체계적으로 정립되었다. 존 어플래저 교수 역시 수술 도중에 경막이란 것을 발견하게 된다. 당시로선 매우 획기적이며 놀라운 발견이었다. 이렇게 시작된 CST는 현재 놀라운 기세로 전 세계를 향해 확산하고 있는 상황이다. 존 어플레저 박사는 "인류는 우수한 건강 관리 체계를 향해 휘황찬란한 정문을 통과하였지만 여전히 고통받고 있다. 그 까닭은 정통의학이 CST 계통 및 생리 순환계의 중요성을 아직 깨닫지 못했기 때문이다"라고 말했다. 그는 나중에 필자가 번역한 『인체와의 대화』(원제:내부의사)라는 책에서 '인체에는 스스로 치유할 수 있는 내면의 의사가 존재한다'고 주장했다.

미국 등지에서는 의료 시스템이 매우 통합적이며 개방되어 있다. 특히 미국에서는 손으로 에너지를 이용해 통합 의료적 차원에서 치료하는 법을 가르치는 레지던트 프로그램을 운영하고 있을 정도다. 하지만 우리나라의 경우 선진국을 따라가기에는 너무 폐쇄적인 환경이다. 우리가 지향하는 방식인 CST의 구체적 이론 및 실습은 뒤에서 자세히 설명하도록 하겠다.

의지, 마음, 시도는 우리가 가장 강조하는 말이다. 예를 들면, 치매나 난치성 질환, 주의력 저하, 과잉행동 같은 어려운 질환을 우리와 함께 꾸준히 관리하여 거의 정상적으로 극복한 사람들은 주위에 많이 있다. 서로를 믿고 마음의 문을 열고 함께 나아가는 자세가 무엇보다 중요하다는 생각이다. 세상의 힘든 뒤안길에서 이 책과 함께 CST를 만난 사람들은 스스로 행운을 붙잡았다는 믿음을 확신할 때가 있을 것이다.

4. 과학, 의술, 학문의 두개골 시스템

두개골 시스템은 학문이며 과학이고 인체 시스템이다. 인체 시스템이란 대표적으로 근골격계를 일컫는다. 근육계, 골격계, 임파계, 신경계, 혈관계, 경락채널계 등이 통합 조절되는 두개천골 시스템이다. 수술요법과 약물요법보다 비수술, 비약물요법을 더 중시하고 연구하는 의학계의 한 분야이다. 이는 임상 및 연구를 통해 상호 발전하며 치료의 범위와 정도를 넓혀온 분야이다. 모든 의술이 인류 역사의 태동과 더불어 한 걸음씩 전진해왔을 테지만 두개천골계의 세계 역시 질병의 치료를 위한 노력으로부터 발전해온 것이다. 그 예로 미시간주립대 교수인 존 어플레저(John Upledger) 박사는 자폐증 환자를 치료하면서 두개골의 여러 개념과 검사, 치료적 요법 등을 개발했다고 알려져 있다.

두개골 요법에는 다양한 치료법, 요법 기술들이 포함되어 있는데 이런 치료를 통해 두개골 기능장애에 커다란 효과가 있음을 발견했다. 현대인들이 어려운 질환이라고 얘기하는 ADHD를 중심에 놓고 우리가 기술(記述)을 하는 데는 이런 선배 연구자 및 임상가들에 대한 존경과 확신이 있기에 가능한 일이다. 따라서 두개골의 봉합, 신경, 근육 등의 이상으로부터 비롯한 장애는 이런 요법을 통해 얼마든지 호전될 수가 있다.

차차 설명하겠지만 '귀 당기기'(ear pull)이란 간단한 요법은 두개골 치료의 놀라운 마력을 보여주고 있다. 접형골, 후두골, 측두골의 교차점에서 발생하는 다양한 내측 질환의 해결은 귀 당기기라는 단순한 동작을 통해 가능할 수 있다. 필자가 이 책을 저술하게 된 가장 큰 원인 또한 이런 놀라운 경험에서 비롯된 것이다. 어떤 질환이나 증상이 분명히 나타나지 않는다고 하더라도 우리는 얼마든지 CST 요법을 인체에 적용할 수 있다.

건강한 사람이나 건강하지 못한 사람이나 이에 대한 임상은 늘 긍정적이기 때문이다. 대개 모든 세션에서 반응은 나타나게 되어 있다. 어떤 유의미한 반응이 늦게 나타난다면 우리는 좀더 정성을 기울여 세션을 진행할 수 있다. 결국 우리가 가장 정상적인 범위라고 얘기하는'풀리는 지점'즉 이완되는 지점에 도달할 수 있는 것이다.

작은 힘도 인체에는 강력한 에너지를 불러온다. 그리고 우리가 가장 중요하게 여기는 것은 우리의 의지다. 시술자가 환자의 장애를 치유하려는 강력한 의지를 가지고 있다면 반드시 그렇게 된다. 마음(의지)이 염원이고 그것이 에너지인 셈이다. 마음이 에너지로 작용해 자기 몸의 세포며 조직, 다른 장기(臟器)에 전달된다.

몸이 에너지를 통해 진동수를 바꾸면 세포가 재생하는 방식이 바뀌고 감각 시스템의 처리하는 방식이 바뀐다는 통합의료를 활용하는 연구자들이 많이 있다. 이런 에너지가 다른 사람들을 위해 자기의 몸 밖으로 나오면서 에너지 전송과 에너지의 방출이 이루어지는 것이다. 우리는 인간에게 잠재되어 있는 에너지를 끌어내어 예방과 치유의 능력을 극대화하는 것이다. 의식으로 물리적 현실을 바꿀 수 있다는 믿음이 더해지면 더욱 놀라운 치유의 세계를 경험할 수 있을 것이다.

사람의 몸은 에너지를 지니고 있다. 주로 몸 밖 1.2m~1.8m에서 에너지는 측정된다고 한다. 우리는'에너지 전송'이란 요법을 통해 원자보다 작은 입자의 모양, 형태를 변화할 수 있다고 믿고 있다. 몸은 몸 자체에서 끝나는 것이 아니다. 몸의 에너지는 계속 연결되어 있다. 에너지는 분자화 되어 공기로 방출된다. 인체에 통증이 있었다면 방출의 과정은 통증의 분해과정이라 할 수 있다. 이것이 양자 물리학이며 현대는 양자 물리학의 시대다. 필자는 대학원의 학위 과정에서 양자역학을 공부한 바 있다.

인체는 놀라운 신비의 존재이다. 두개골, 천골(꼬리), 신경계, 근골격, 근막 등은 상호 연결되어 작용한다. 어느 한 곳에 문제가 발생하면 하나로 연결된 체인처럼 다른 곳에 영향을 미친다. 인체는 이러한 조직과 요소의 결합을 통해서 기능한다. 어떤 때는 제동을 걸고 어떤 때는 완충작용을 한다. 인체는 탄력적 특성을 가진다. 과긴장이 된 곳은 긴장을 풀어주고 부하가 가중되어 변형이 된 곳은 그만한 힘을 실어 이완시켜준다.

근육과 인대, 힘줄, 근막 등은 유연한 결합조직이다. 이들은 스프링처럼 작동한다. 늘어나고 줄어든다. 하지만 한없이 늘어날 수는 없다. 인체가 허용하는 적당한 힘이 작용한다. 이런 결합조직들은 복합적으로 반응한다. 이것들을 지탱해주는 것이 두개천골 계통이다.

모든 두개천골계는 항상 무게만큼의 부하를 받는다. 일종의 중력의 힘이다.

결합조직은 스프링의 힘을 느끼며 작용하고 반응한다. 결합조직은 스프링의 힘을 기억한다. 스프링이 더이상 늘어나지 않을 때까지 기억하며, 그 이상은 문제가 된다. 스프링이 끊어지는 지점, 바로 이런 지점에 질환이 발생하고 이런 질환이 밖으로 드러나는 지점이며, 인체의 주인이 장애를 호소하는 지점이다. 의사 중에도 열려 있는 통합적 사고를 지닌 의사는 이런 점을 알고 있을 것이며 CST의 시술자 역시 이런 힘의 존재를 알고 있다. 또한 스프링의 한계점, 풀리는 지점 역시 알고 있을 것이다.

5. 두개골은 움직인다

앞에서 밝혔듯이 봉합은 섬유성 연골로서 물리적으로 움직이고 있다. 전통적으로 100년 전에는 서양이나 동양에서 말하는 해부학은 이런 봉합의 움직임을 받아들이지 않았다. 두개골을 이루는 여러 뼈들이 단단히 붙어 있는 것으로만 알았다. 봉합들이 움직일 것이라고 생각하지 않았다. 그럼 봉합이 움직이지 않는다면 이런 의문이 들지 않을까?

움직이지 않는데 왜 두개골에는 여러개의 봉합들이 나타나고 있는가 말이다. 가령, 측두엽과 후두엽, 전두엽과 접형골의 경계를 이루는 두개골에는 어째서 마치 재봉틀로 박은 듯한 봉합선들이 존재하는지 의문이 들 수 있다. 애초에 두개골의 부분들이 움직임이 없는 존재였다면 쓸데없이 봉합선이 들어설 이유가 없는 것이다. 두개골의 봉합선은 자연현상계에 따라서 처음부터 존재하지 않겠는가.

나중에 해부학자들은 두개골의 봉합은 여러 결합조직을 포함하고 있다는 것을 발견하게 된다. 원숭이의 뇌를 통해 실험한 바로도 이는 증명된다. 원숭이의 시상 봉합에서 나온 신경세포가 경막을 통해 뇌실벽까지 퍼져있는 것을 관찰했다. 이러한 봉합이 인체에 얼마나 중요한 영향을 미치는지도 다양한 연구를 통해 알아냈다.

이런 연구를 통해 봉합에 대한 최종적인 정보를 다양하게 밝혀냈다. 봉합은 치아와 같이 돌출되어 있다. 즉 톱니바퀴처럼 되어 있다는 것이다. 뼈가 결합하면서 뼈의 사면이 맞물리며 겹쳐져 있다. 봉합의 면은 매우 넓다. 경계면은 비스듬히 경사져 있다. 뼈의 얇은 막이 다른 뼈의 사이에 접합되어있는 형태이다. 우리는 일반적으로 봉합이라고 하면 손가락을 서로 깍지낀 모양으로 맞물려 있는 것으로 이해하고 있다. 앞에서도 강조했듯 두 개의 뼈는 좌우로 움직이고 한 개의 뼈는 전후로 움직인다. 이것은 독립적 호흡의 움직임으로서 동시성을 띠고 있다.

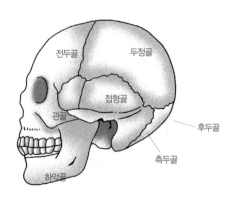

전두골　두정골
접형골
관골
후두골
측두골
하악골

두개골 세부도

그런데 이런 봉합에서 길게 튀어나온 부분에서 더욱 많은 움직임이 나타나고 있다. 움직임이 많이 일어나고 있다는 것은 아주 활발하게 움직이고 있다는 증거이며 건강하다는 증거이다. 두개골의 어느 부위에서 봉합이 움직이기 시작하면 다른 부위로 마치 전류가 전해지듯 전달된다. 두개골의 움직임이 몸 전체에 퍼져 몸 전체가 활발한 움직임을 보여준다. 이렇게 되면 이제껏 나타난 장애의 정도가 감소하는 것이다.

이러한 움직임이 뇌척수액의 압력변화에도 영향을 미친다. 뇌에서 뇌척수액의 역할은 매우 중요하다. 뇌척수액은 뇌의 질환이나 ADHD에도 영향을 미친다. 뇌 호르몬의 변화는 인체의 안정성 유지에 매우 중요한 요소다. 어떤 이유로 인해 두개골의 어느 부위에 움직임이 제한된다면 이는 봉합으로 연결된 다른 부위에도 연쇄적으로 반응한다.

그러므로 두개골이 뒤틀리는 현상을 유발할 수 있다. 우리는 CST의 요법 중 'CV-4 요법'을 활용해 후두골의 움직임을 제한할 수 있고, 움직임을 활성화시킬 수도 있다. 다른 봉합들도 미세하지만 움직임에 영향을 주고받는다. 그런데 두정골과 측두골이 만나는 봉합의 경우 톱니바퀴가 없고 그냥 얹어진 모습을 보이고 있다. 그래서 쉽게 벌어질 것으로 추측하고 있다.

두개골의 움직임은 공부를 많이 한다고, 그저 논문이나 의학서를 많이 읽는다고 습득하는 것이 아니다. 감각적으로 경험해야 한다. 물론 책을 읽고 공부를 하고 학습하려는 노력은 매우 중요하다. 하지만 인체를 다루는 일은 지식만으로 가능한 영역이 아니다. 사랑과 정성을 쏟아부으며 감각적으로 터득해야 한다.

미국 위스콘신대 헤리 할로우(Harry F. Harlow) 교수의 새끼 원숭이 대리모 실험에서도 이것은 입증되었다. 원숭이들에게 가장 위험하고 중요한 순간에 필요한 것은 젖병의 우유가 아니라 따뜻한 어머니의 사랑이었던 것이다. 원숭이들은 배가 고플 때만 철사로 만든 원숭이 엄마에게 다가가서 젖병을 빨고 나머지 시간에는 모두 헝겊으로 만든 부드러운 엄마한테 붙어 있었다. 위험한 공포의 상황을 조성하자 모든 원숭이들이 헝겊의 엄마에게 우루루 몰려갔다.

또한 헤리 벡윈이란 소아과 의사도 전염병에 걸린 아이들을 간호사가 접촉할 때 손을 세 번 씻는 것보다 한번 안아주는 것이 치료 효과가 훨씬 더 컸다는 사실을 증명했다. 미국 전쟁 때 아이들이 많이 죽자 부모와 헤어진 아동 고아원에서 간호사에게 손을 자주 씻고 들어가게 하였다. 그래도 아이들은 많이 죽어 나갔다. 헤리 벡윈은 이번에는 간호사들에게 아이의 방에 들어갈 때마다 한번 안아주고 나오라고 부탁했다. 그러자 죽어 나가는 아이들이 현저히 줄어들었다. 그리고 전쟁이 끝나서 엄마 옆으로 돌아간 아이들은 거짓처럼 질병에서 나았다고 한다. 연구 결과 아이가 부모와 함께 있을 때 치명적 질병에 걸릴 확률이 35%에서 10%로 줄었다는 것이다.

이처럼 사랑과 정성을 들이는 일은 또한 시간을 투자하는 일이다. 시간을 들이는 배려 없이 어느 순간에 사랑과 정성을 마술처럼 쏟아 부을 수는 없는 것이다. ADHD같은 질환도 의학이나 과학의 힘보다 정성과 사랑이 더 필요한 영역일지 모르는 것이다.

지금 우리가 추구하는 두개천골 분야는 다른 의료분야와는 다르다. 두개골의 움직임은 사람마다 다르다. 그리고 환자마다 정상적인 움직임의 정도도 다르다. 그러기 때문에 시술자는 개별 환자마다 그 특징을 파악해야 한다. 어떤 하나의 이론이나 현상으로 모든 것을 단정 지을 수는 없다. 그러므로 다양한 형태의 환자들을 경험해야 한다. 두개골과 증세의 연관성을 많이 경험하는 것이 좋다.

6. 뇌도 호흡한다

우리가 숨을 쉬듯이 두개골도 숨을 쉰다. 뇌도 호흡을 하는 것이다. 우리의 숨과 두개골의 숨이 일치하는 것을 우리 학계에서는 매우 중요시한다. 우리의 숨이 가쁠 때 편히 휴식을 취하게 하면 뇌의 호흡과 동시에 숨을 쉰다. 이렇게 안정을 취한 상태에서 우리는 CST 요법을 적용하면 되는 것이다.

경험을 많이 하게 되면 이런 문제는 어렵지 않다. 손을 접촉하고 있으면 열감이 느껴지고 더러 냉감도 느껴진다. 이런 느낌이 오기까지 1시간 이상을 기다리는 싸움이 될 수도 있다. 즉 도움이 필요한 사람을 위해 오직 1시간 이상을 몰입할 정성이 있어야 한다. 기다림의 게임인 것이다. 보통은 1시간보다 훨씬 짧은 시간에 반응이 나타난다. 시술자의 마음에도 안정이 느껴지는데 이때 세션을 멈추면 된다.

이렇게 한번 했다고 해서 100% 완전하다고 할 수 없다. 인간의 힘으로 불완전한 인체를 완전한 위치에 올려놓을 수는 없다. 우리는 지극정성을 다해주면 된다. 나머지 10%는 연쇄반응처럼 인체 스스로 알아서 하는 것이다. 그러므로 환자가 편안히 숨을 쉬면 두개골과 같이 숨을 쉬는 것을 감지할 수 있다. 이런 경우 막연히 붙들고 있을 필요는 없다. CST는 반응이 올 때까지 기다려야 열감이 느껴지는데 열감과 함께 릴리즈 되는 순간 세션을 멈추면 된다.

우리는 인체를 리딩할 수 있다. 인체가 보내는 다양한 언어 즉 인체와 대화를 하는 것이다. 시술자는 인체가 안정을 찾았다고 해서 단숨에 끝낼 것이 아니라 스틸 포인트를 계속 유도하고 고요한 리듬이 느껴지는 정지점(회복)에서 멈춘다. 시술자 혼자서 피시술자를 통제할 때는 어려운 상황에 처하는 경우도 있다. 이때 피시술자는 시술자와 함께 교감하면서 시술자의 지시에 긍정적으로 응해주어야 한다.

면역 기능을 활성화시킬 수 있는 또 하나의 방법은 임파를 펌핑하는 것이다. 숨을 깊게 들이마시고 내쉬어야 한다. 시술자의 지시에 따라서 움직여주면 더욱 좋다. 숨을 들이마시고 숨을 내쉬는 것을 반복할 때 봉합은 잘 열리고 기능이 활성화된다. 특히 계단식 호흡하기를 하면 효과는 더 극대화되는 것으로 알려져 있다. 계단식 호흡이란 들숨을 할 때 헉, 헉, 헉 이런 식으로 세 번 나누어 들이마시고, 날숨을 할 때도 훅, 훅, 훅 이런 식으로 세 번 나누어 내뿜는다. 이러한 계단식 호흡으로 어긋난 척수 등이 정렬되며 골반이나 늑골 등의 균형이 돌아온다. 긴장된 근육이 이완되는 순간이기도 하다. 이와 같이 CST를 통해 뇌척수액을 활성화하면 척추 협착증이나 허리 디스크 등을 완화할 수 있다.

두개골의 문제는 반사회성 등 다양한 문제를 가져온다. 그래서 두개골의 문제를 신체장애의 문제라고 말하지 않는다. 신체장애는 대부분 외부의 힘에 의해 발생하는 경우를 일컫는다. 우리가 태어나면서 내부에 가지고 있는 뇌의 문제는 신체장애의 문제라고 보기 어려운 것이다. 즉 우리는 CST를 통해 이러한 문제를 많은 부분에서 해결할 수 있다는 것을 의미한다. 이렇듯 두개골은 외부에서 발생하는 문제보다 두개골 자체의 문제로부터 비롯되는 것이 대부분이다.

두개골의 움직임이 크다 작다고 하는 것은 이런 것을 말한다. 두개골이 예민하다는 것도 같은 맥락이다. 자폐증 환자들에게 일반적으로 발생하는 것이 측두골의 문제이다. 측두골이 안쪽으로 들어가 있는 것을 볼 수 있다. 이런 경우를 우리는 특히 서블락세이션이라고 한다. 뇌성마비의 경우에도 이런 경우가 있다.

우리는 이런 부분을 접촉을 통해 감지해서 치료적 접촉을 실시해야 한다. 뒤에서 구체적으로 언급하겠지만 이런 경우 가장 훌륭한 치료법은'귀 당기기'이다. 측두골은 특수할 정도로 자폐증 환자 발생과 연관이 깊은데 ADHD의 경우에도 연관이 없다고 할 수 없다. 측두골의 뼈가 너무 강하게 긴장되어 있으면 문제가 발생한다. 평소 귓구멍이 작고 좁아 귀가 아픈 경우를 예로 들수 있다.

뼈가 뒤틀려 있으면 뒤틀린 뼈를 바로 잡아야 한다. 긴장된 곳을 릴리즈(이완)시키면 경과는 좋아질 것이다. 뼈가 크게 어긋났을 때 뼈를 움직여 정위치에 자리 잡게 하는 것은 카이로프락틱이지만 경막이나 연조직 등을 바로 잡는 것은 카이로프락틱으로 되지 않는다. CST에서는 오른쪽의 근육이 수축되어 문제가 발생할 시 근육의 이완을 위해 반대쪽 근육을 이완시킨다. 이것은 오른쪽 팔에 문제가 있는데 왼쪽 팔을 운동시켜도 오른팔에 영향을 미치는 것과 같은 이치이다. 즉 간접적 방법과 직접적 방법을 병행해서 활용하는 것이다.

CST에서 중요한 것은 많은 경험이다. 우리는 단순히 비정상적인 사람들만 CST를 적용하는 것으로 잘못 이해하고 있다. 이는 잘못된 생각이다. 건강한 사람에게도 CST는 매우 중요하다. 특히 건강한 사람을 통해 접촉의 반응을 경험해야만 비정상적인 사람과 비교를 통해 접근할 수 있다. 누구에게나 중력 때문에 디스크에 긴장이 발생하며 두개골, 척추, 골반 장애로 서블락세이션(아탈구)의 문제가 발생할 수 있다.

신생아가 태어나면 가장 먼저 두개골을 만지기 전에 경막을 릴리즈 시키는 과정이 굉장히 중요하다. 12세에 맹장 수술을 받은 여자 어린이가 13세에 월경을 하고 16세에 심한 두통이 시작되었다. 부모는 유명하다는 병원을 발이 닳도록 드나들었지만 호전되지 않았다. 어떤 병원에서는 아이에게 정신병적인 진단까지 내렸다. 하지만 CST 시술자가 촉진을 해보니 두개천골계 움직임을 저해하는 경막에 문제가 있음을 관찰했다.

이렇게 된 원인은 맹장 수술의 과정에서 문제가 발생했던 것이다. CST 요법을 몇 회 적용했더니 놀라울 정도로 두통이 감소했다. 이렇게 몇 회 시술 후에 1년 6개월 동안 두통이 발생하지 않았다. 두개골의 긴장을 유발하는 경막을 릴리즈 시켰더니 놀라운 결과가 나타난 것이었다. 산모의 제왕절개는 더욱 위험한 문제가 발생할 수 있다. 산모의 미용을 위해서 칼을 대는 부위가 올바르지 못한 탓이다. 비키니를 입었을 때 상처가 보이지 않도록 한다는 것인데 이때 복직근이란 부위가 잘려나간다. 조금 보기 싫더라도 수직으로 잘라야 한다.
비키니컷은 절대금물이다.

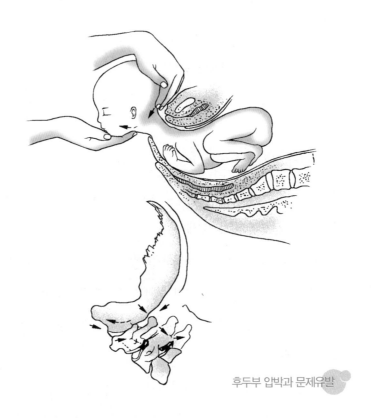

후두부 압박과 문제유발

우리 몸은 파장을 갖고 움직인다. 그런데 정상적인 파장을 간섭하
는 간섭파가 존재한다. 숨을 들이마시고 내쉴 때 두뇌는 긴장과 이
완을 반복한다. 그런데 간섭파가 존재하면 긴장과 이완의 리듬이 틀
어진다. 당연히 아이에게 문제가 발생한다. 문제는 서서히 퍼진다.
조용한 연못에 돌멩이를 던질 때 동심원이 그려지듯 퍼진다. 동심원이 바로 문제의 중심이며, 간섭파를 찾으면 거기가 바로 동심원인 것이다.

우리 인체의 놀라운 신비력은 무엇인가. 인체는 자기 주인의 많은 것을 기억하고 있다. 뇌의 기억 영역에서만이 인체의 일을 기억하고 있는 것이 아니다. 피부세포 역시 자신의 일을 기억하고 있다. 가령, 열 살 무렵에 아버지로부터 학대받은 아이의 학대에 대한 기억은 두뇌가 기억하고 있겠지만 엉덩방아를 찧은 기억은 피부가 기억하고 있다. 이를'티슈 메모리'라고 하는데 사고를 당한 기억, 상처를 입은 기억 등은 인체의 피부가 기억하고 있다.

이런 상황에 오래 노출되어 있다가 면역력이 떨어졌을 때 외부로 발현되는데 이런 것이 몸의 문제를 불러오는 것이다. 외상의 발생 시 티슈에 변화가 나타난다. 변화조직은 자신이 어떤 모습으로 다쳤다는 것을 기억하고 있다. 이런 문제는 뒤에서 자세히 설명하도록 하겠다. 우리가 추구하는 영역은 매우 신비롭지만 의학적이며 과학적인 영역임을 다시 한번 강조하고 싶다.

제4장 ADHD의 심층탐구

인류의 역사에 큰 성과를 이룬 사람 중에는 유독 산만(散漫)한 사람들이 많다. 과학자나 예술가들의 집단, 그들은 주위 사람들과 제대로 소통하지 못하는 경우가 많다. 그러다 보니 오직 한 곳에만 집착한다. 괴짜라고 불린 사람들이 사회의 중심에서 놀라운 성과를 보인 적도 많다. 그러나 레오나르도 다빈치 같은 예술가는 평생 수많은 그림을 그렸지만 완성된 그림은 몇 점 되지 않았다고 한다.

다빈치와 같은 삶을 살고 있는 현대인들도 많을 것이다. 조선 22대 임금 정조는 다산 정약용에게 '어찌 자네는 꽃만 피우고 열매를 맺지 못하는가'하고 탄식했다고 한다. 정약용은 22세에 진사시험에 합격해 생원이 되었지만 대과(大科)에는 번번이 낙방했다. 7수 만에 대과에 급제하여 장원을 하였다고 한다. 다빈치는 시작은 번질나게 하였지만 중간에 그만두기를 밥 먹듯이 하였다는 것인데 지금으로 해석하면 몹시 산만한 사람이었던 모양이다. 그들은 아마 뇌 즉 신경학적으로 문제가 있었을 것이다.

ADHD는 주의력 결핍 과잉행동 장애를 의미한다. 여기에서 주의력 결핍에 대해 문제를 제기하는 사람들이 많다. ADHD 환자들은 결코 주의력이 결핍된 사람들이 아니라는 것이다. 그들은 주의력이 결핍된 것이 아니라 주의력을 조절하지 못한다고 한다. 예술가들이 일궈낸 성취처럼 그들은 쓸데없는 데 주의를 빼앗기지 않고 아주 중요한 데만 주의를 기울이는 사람들이라는 말이다.

우리가 쉬고 있는 시간에도 뇌는 미래를 내다보고 과거를 반추한다. 이런 것이 뇌의 영상에서 입증되었다고 한다. 요즘 멍 때리기라는 것을 자주 보는데 이 또한 휴식의 영역임에도 뇌는 활성화 되는 것을 알 수 있다. 멍 때릴 때의 뇌의 영상을 찍어보았더니 이때에도 전두엽이 활성화되고 있다는 놀라운 사실이 밝혀졌다고 한다.

1. 남용되는 약물치료

ADHD는 결코 약물로 치료해선 안 되는 영역이다. 많은 과학자나 연구자들이 이런 주장에 동의하고 있다. 리탈린은 ADHD의 치료약으로 쓰인다. 그런데 이 약은 마리화나보다 강력한 마약성분이 있다고 한다. 코카인보다 더 강력하다는 말도 있다. 이 약을 투약하면 식욕이 떨어져서 음식을 먹지 못한다고 한다. 그러다 보니 일부에서 어처구니 없는 일이 일어나기도 한다. 소수에서 벌어지는 일이지만 다이어트를 하려는 사람들이 이런 약물을 애용하는 일까지 벌어지고 있다는 것이다. 기가 막힐 노릇이다. 이렇듯 ADHD의 진단이 남용되면서 리탈린 같은 중독성 약물 역시 남용되고 있는 실정이다. 하지만 ADHD는 약물로 치료하지 않고도 얼마든지 치료가 가능한 영역이다.

눈 깜박임(4번, 활차신경)이 심하고 얼굴이나 코를 비정상적으로 자주 씰룩거리고 다리 차기, 고개 젖히고 돌리기 같은 운동 틱장애, 코를 킁킁거리는 소리, 기침을 쉴새 없이 뱉는 행위 등 일종의 뚜렛 증후군 환자들도 ADHD의 의심을 받는다. 이런 질환의 경우 특히 어린이나 아동일 때는 조심스럽게 다루어야 한다. 자칫 또래 집단에서 소외되기 쉬울 뿐만 아니라, 약물복용을 강요받을 수도 있다. 필자가 이 책을 기술하는 목적 중 하나가 바로 아이들이나 이런 질환을 앓는 환자들에게 이처럼 부당한 일이 발생해선 안 된다는 점이다.

주의 산만한 아이들을 품행이 단정하지 않다고 보는 시각도 문제다. 아이들의 경우 자신의 의지와 관계없이 산만하게 되는데, 그런 시각이 변화하면 약물에 대한 접근도 자연스럽게 조절이 될 것이다. ADHD는 여전히 오늘날에도 질환으로 받아들이는 분위기다. 30~40여 년 전만 해도 ADHD를 질병으로 진단했다. 그리고 치료적 약물 투여를 아주 안전한 것으로 호도했다. 그런데 약물복용이 문제를 일으켜 자폐증으로 전환되어 찾아오는 경우도 있다. 이런 문제의 가중화로 약물에 대한 우려의 목소리들이 빗발쳤다. 약물의 위험성과 ADHD를 바라보는 부모들의 시선을 변화시켜야 한다는 목소리가 우세하다.

오늘날에는 이러한 약물요법에 대해 아주 강력한 반발이 일어나고 있다. 그래서 다양한 행동 치료법들이 대두되고 있는 실정이다. 어떤 전문가들은 ADHD를 정상적인 아이들이 보편적으로 지니고 있는 문제 정도로 바라보았다. 이런 아이들도 학교생활이나 친구들과의 관계를 정상적으로 해낼 수 있을 것이라고 주장했다. 물론 이런 상황은 우리보다 교육법이 앞선 미국 등지에서 활발하게 나타났다.

하지만 그들도 해결책으로 바라는 것은 의사집단이 아니었다. 그들은 의사집단을 약물 집단으로 판단했다. 즉, 의사들은 대개 ADHD의 치료를 약물을 통해 해결하려는 집단이라고 생각한 것이다. 우리 역시 그들의 이런 주장에 반대하지 않는다. 약물 처방은 일시적으로 이런 질환을 통제할 수 있을지 몰라도 궁극적으로 치료되지는 않기 때문이다. 임시방편으로 질병을 다스리는 것은 위급한 순간을 제외하면 옳은 방식이 아니라고 본다.

미국의 진보적인 의사 가운데 ADHD를 질병으로 보지 않는 경향이 늘어나고 있다. 그들은 ADHD를 사고력이 미흡하고 목표, 동기부여의 부족 정도로 받아들인다. 아이나 아동들이 주의가 산만하고 차분하지 못한 것을 병적인 것으로 판단하지 않고 있다.

미국의 정신과 의사이자 교수인 데이비드 B. 스테인은 ADHD를 질병으로 정의하려면 신체와 신경계의 기능 저하가 먼저 나타나고 이어 관련 문제성 행동으로 이어지는 것인데 아이들에게 관찰되는 신체적, 정신적 변화는 모두 환경 탓이라고 말한다. 그러므로 환경이 어떤 행동을 일으키고 뇌를 변화시키는 것은 병이 아니라 장애라는 것이다. 필자 역시 그의 말에 동의한다. 정상적인 사람도 어떤 장애는 지니고 있으며, 더구나 어린아이들은 그 정도가 심할 수도 있는 것이다.

이런 관점에서 약물에 일찍 노출된 아이들의 경우 성장하면서 약물의 후유증으로 증세가 심화할 수도 있다. 아이들은 극성맞은 부모에 의해 더욱 암울한 세계로 나아갈 수 있다. 단순히 어떤 심리검사나 정신과 상담을 통해 아이를 ADHD로 판단한다. 이런 상황은 아이의 미래에 낙인을 찍어버리는 효과를 불러올 수 있다. 그리고 놀라운 것은 이런 아이들이 의사의 처방에 따라서 약물을 복용했다가 더 큰 문제를 가져온다는 점이다. 가령, 임산부가 수면제를 복용하면 기형아를 낳을 수도 있다는 것처럼 말이다.

CST는 일체의 약물을 사용하지 않는다. 오직 손과 정성으로 ADHD를 치료한다. 물론 치료라는 개념도 정확한 표현은 아니다. 우리는 오직 손의 접촉을 이용하여 증상을 호전시키는 것이다. 그래서 뒤에서 언급할 CST 요법은 놀라운 학문이며, 일종의 놀라운 과학적 의학적 학문이다. 환자에게 이러한 접촉요법을 적용하다 보면 ADHD뿐만 아니라 미처 생각지도 못한 부분까지 좋아지는 것을 확인할 수 있다.

2. 정서의 중요성

ADHD는 정서적인 자극으로 발생할 수 있다는 점에 연구자들은 대개 동의하고 있다. 음악이나 독서를 공유하는 과정은 아이들에게 정말 의미 있는 일이다. CST는 전문의들이 취하는 방식을 이런 아이들에게 적용하지 않는다. 일부 전문의들이 일상적으로 처방하는 약물은 가장 경계해야 하는 치료방식이다. 필자는 약물을 투여하는 것은 차라리 아무것도 하지 않은 것만 못하다는 생각이다. 왜냐하면, 약물의 반복적 복용은 아이나 ADHD 질환자들에게 더 많은 문제를 가져올 수 있기 때문이다.

우리는 어른이나 아동이나 ADHD라는 진단을 중요하게 생각하지 않는다. 우리가 시도하는 사람들과의 접촉은 훌륭한 결과를 보여주기 때문이다. 건강한 사람이나 아픈 사람이나 우리의 접촉요법은 매우 유익하다. 목이 마른 사람에게 갈증을 풀어줄 시원한 물이 필요한데 목이 마르지 않은 사람에게 물을 건네는 것과 마찬가지 이치다.

ADHD 아동들은 대부분 학습능력이 부족하다. 일단 집중하지 못하기 때문에 그럴 수밖에 없다. 우리는 CST 요법을 통해 이런 아이들의 문제점을 찾아 해결한다. 집중하고 안정을 되찾을 수 있도록 시도한다. 접촉과 요법, 이것이 우리가 시도하는 방식이라고 표현하면 적절할 것 같다. 우리는 아이나 어른이 자신의 병적 진단을 받기 전에 평소 앓았던 문제적 항목들이 나타나지 않기를 바란다. CST 접촉요법을 통해 문득 아무 일도 없었던 것처럼 되기를 시도하는 것이다.

우리는 뇌기능을 활성화시키는 것을 제일의 목표로 삼는다. 뇌척수액의 활성화는 아무리 강조해도 부족하다. CST 두개천골요법은 오직 손을 사용하는 수기요법이다. 아이들의 발달과 성장에 매우 유익한 접촉요법이다. 따라서 일체의 부작용은 일어나지 않는다. 우리는 ADHD를 뇌 기능의 문제로 진단한다. CST는 ADHD뿐만 아니라 외상 장애 후유증(PTSD), 정서 및 행동 장애, 난치성 뇌 신경 질환 등 다양한 영역을 해결할 수 있다. 두개골의 봉합 유착과 뼈(bone)들 사이의 문제, 뇌척수막의 긴장으로 비롯한 질환의 경우 우리의 접촉이 놀라운 효과를 가져올 것이다.

우리는 ADHD의 충분한 임상을 가지고 있다. 자율 신경계와 중추 신경계를 정상화시키고 뇌 건강을 향상시키며 체내의 항상성을 회복하도록 돕는다. 인체는 자가 치유능력이란 것이 있다. 일종의 면역력을 지니고 있어서 위험한 상황이 되면 인체 스스로 방어하는 시스템을 가지고 있다. 인간의 탄생과정에서 특히 수정 후 첫 주부터 제8주에 이르는 동안 임산부의 몸에 무슨 일이 일어나는지는 매우 중요하다. 임산부도 모르는 사이에 자기 몸속에서 일어나는 문제로 신생아에게 치명적인 영향을 끼칠 수 있다. 출산 과정이나 유아 때 내·외상의 충격으로 뇌척수막의 긴장과 뇌 신경계 명령 전달체계의 이상을 불러올 수 있다.

3. 뇌척수액(CSF)

두개골의 함몰이나 비정상적 상태, 눈과 코의 좌우 비대칭 관계가 뇌 신경을 압박하면 지능 저하, 질병 발생 등이 나타난다. CST 요법은 두개골과 천골(薦骨)을 손으로 접촉하여 뇌척수액을 정상적으로 흐르게 하는 데 중점을 두고 있다. 우리 몸에는 120~150ml의 뇌척수액이 흐르고 있는데 하루 평균 450ml 정도의 뇌척수액이 혈액으로부터 빠져나오고 들어가는 과정을 거친다. 1분에 6~12회 이루어지는 이 같은 척수액의 분비와 재흡수가 제대로 이뤄지지 않으면 두통, 관절통, 혈압, 스트레스 등을 야기한다.

인체에 나타나는 질환을 어떻게 수술도 하지 않고 아무런 약물도 복용하지 않고 치료할 수 있을까. 옛날부터 많은 이들이 수술과 약물에 의존하지 않고 다른 방식으로 질병을 고쳐보려는 시도를 해왔다. 자연치료, 마음치료, 동종요법, 아로마향 요법, 태극권, 명상, 하물며 웃음치료까지 이름도 다양한 방식들이 대안으로 제시되었다. 이런 대안 치료의 대부분은 과학적 이론을 제시하지 못했다는 게 학계의 정설이었다.

이러한 치료들은 많은 손가락질을 받아왔다. 과학적 이론을 충분히 제시하지 못한 탓이었다. 그런데 이런 치료의 대부분이 뇌를 자극하는 방식을 활용하고 있다. 뚜렷한 과학적 의학적 이론은 제시하지 못해도 분명 뇌와 관련하여 무엇인가 시도하려는 인간들의 노력이었다. 이런 요법을 주장하는 사람들의 관점에서 보면 분명 이러한 시도가 인체에 변화를 가져오고 문제를 유의미하게 완화하였을지 모른다.

4. 양자이론과 CST

우리는 최근에 대두하고 있는 양자역학 이론에 관심을 가지고 있다. 앞에서 잠깐 언급한 바 있듯이 우리가 추구한 CST 영역이 일견 양자 이론을 품고 있다는 믿음 때문이다. 양자 이론이란 결코 신비한 영역이 아니라 과학의 영역이다. 양자 이론 역시 처음에는 사이비처럼 받아들여진 탓도 있다. 양자 이론은 몸과 마음을 하나로 연결할 수 있는 이론이다. 현대의학의 관점은 몸이라는 구조를 중요시한다. 이 지구상의 모든 물질은 양자로 이루어졌다.

그런데 보이지 않는 세계 즉 마음 같은 세계는 중요하게 생각하지 않았다. 현대의학의 관점에서는 우리가 눈만 뜨면 들먹이는 몸과 마음의 관련성이 별로 중요하지 않은 것이다. 하지만 양자 이론에서는 몸과 마음을 모두 중시한다. 이 몸과 마음을 연결해주는 것이 바로 양자 파동이라고 주장한다. 몸과 마음이 밀접하게 연결되어 있다는 주장이며 현재 이런 이론은 의심의 여지 없이 받아들여지고 있다.

몸과 마음이 따로 놀면 어떻게 되겠는가. 양자 이론에서는 우리의 몸이 3중 구조로 되어 있다고 본다. 몸과 마음 그리고 양자 파동장, 몸이 정상적으로 기능하기 위해 몸과 마음이 밀접하게 연결되어 있어야 한다는 것이다. 그런데 이 몸과 마음을 연결하는 역할을 하는 주체가 양자 파동이다. 이와 같이 양자 이론을 정면에 내세우는 양자의학이 오늘날에 대두되고 있는 실정이다.

양자는 아무리 멀리 떨어져 있어도 마치 하나처럼 움직인다. 아무리 멀리 떨어져 있어도 세포와 DNA는 하나로 연결되어 있는데 바로 그 연결고리가 에너지장이라는 것이다. 필자는 세월호 사건 때 CST 세션 중에 이미지를 보았다. 무의식중에 이미지 영상이 보였다. 상대의 DNA 세포가 활성화되는 순간이었을 것이다. 필자 역시 믿기지 않았는데 뉴스에 보도되는 것을 보고 우주는 하나로 연결되어 있음을 깨달았다.

필자가 횡격막에 손을 접촉하고 있는데 피시술자의 조상의 모습이 잠깐 이미지로 나타나는 경우도 있었다. 이것은 결코 허상이 아닌 현실이었다. 또 6세 된 아이가 CST를 받는 중에 흐느껴 울었다. 필자는 아이에게 곧장 SER(체성감성 불러오기)을 시도했다. 아이는 곧 델타파 상태에 빠져들었다. 아이는 엄마를 향해 왜 자신을 분리시키려고 하였는지 SER 중에 따져 물었다. 아이의 엄마가 고백했다. 아이가 배(腹)안에 있을 때 아이를 지우려 했다고 말이다.

자폐증이 있거나 발달장애, 언어장애가 있는 아이들은 CST 중에 흐느끼는 일이 많다. 우리가 CST와 SER을 병행하면 상태가 몰라보게 호전된다.'SER'은 내 몸이 기억하는 외상후 스트레스를 끄집어내 그 원인인 에너지 낭포를 배출시키는 요법이다. SER에 빠져들면 환자는 몸부림치는 과정을 맞는다. 자신의 몸속에 남아 있는 외상후 장애 즉 에너지 낭포를 밖으로 배출하려고 안간힘을 쓴다. 우리는 SER을 시도하면서 몸부림치며 괴로워하는 모습을 수없이 목격한다.

CST는 이렇게 놀라운 영역인 것이다. 양자역학은 이런 경험들을 믿을만하게 해준다. 동양의학에서도 우리가 삼매경에 빠질 때는 뇌파가 델타파 상태에 놓여 있다고 한다.

몸의 차원에서 질병을 연구하는 단계를 뛰어넘어 마음 차원에서의 질병을 논의한다. 마음을 통해 질병의 원인을 규명하고 진단하며 치료를 하는 것이다. 양자 의학은 마음의 의학 관점에서 보면 치료자의 마음이 환자의 치료에 영향을 미친다는 것이다. 그렇다면 몸과 마음 사이에 대체 무엇이 있다는 건지 관건이 아닐 수 없다. 바로 양자 파동이다. CST를 통해 ADHD를 예방하고 치료할 수 있는데 이것을 뒷받침할 수 있는 과학적 이론이 바로 양자 파동인 것이다.

CST 영역은 현대의학의 수준을 앞선 영역이다. 현대의학의 토대는 과학적 관점에서 보면 뉴턴 물리학에 바탕을 두고 있다. 우주는 거대한 기계이며 우주의 공간은 3차원 공간이다. 그리고 존재하는 것은 독립적이며 서로 분리되고 객관적이다. 그리고 우주는 오직 물질만으로 존재하기 때문에 측정할 수 없는 것은 과학적으로 의미가 없다는 입장이다.

뉴턴 물리학은 인류가 인공위성을 우주를 향해 쏘아 보낼 수 있는 힘이었다. 인류의 기술이 눈부시게 발전할 수 있는 에너지가 되었다. 뉴턴 물리학은 과학자는 물론 일반인에게도 인정을 받았다. 그러나 이런 학문에 바탕을 둔 현대의학은 인체를 기계적인 논리로 설명하고 있다. 인체 내의 다양한 장기(臟器)나 조직은 분리되고 독립적이라 믿는다. 따라서 현대의학에서 인체의 마음이나 감정 등은 인정받지 못했다.

하지만 삶의 중심에 존재하는 마음이나 생각 등을 무시하고 살아갈 수 있을까? 질병에서 마음을 무시하고 생각을 무시하는 것은 매우 위험한 행동이었음을 인류는 깨닫게 된다. 1900년경 양자물리학이 등장하고 1930년경에는 그 기초 개념이 완성되었다. 지금까지 모든 학문적 기초는 뉴턴 물리학이었지만 첨단 과학으로서 양자물리학이 새로운 패러다임으로 등장한 것이다.

학문의 분야에서 이렇게 패러다임이 변화하고 있었지만 의학의 분야는 그 속도가 느렸다. DNA를 발견하면서 양자물리학 이론을 의학에 접목하는 과정이 미흡했다. 현대의학에서는 DNA만 완전히 파악한다면 인간 생명체의 모든 것을 완전히 파악할 수 있을 것이라 믿었다. 오히려 양자물리학을 받아들인 쪽은 대체의학 분야에서다. 대체의학을 추구하고 연구하는 사람들은 양자 의학을 진지하게 받아들였다. 우주는 양자로 가득차 있고 서로 연결되어 있다는 것이 양자물리학의 핵심이다.

1900년대에 과학자들은 물질을 분석했다. 이 과정에서 전자가 입자의 성질과 파동의 성질을 동시에 가진다는 사실을 밝혀낸 것이다. 입자와 파동은 엄청난 차이를 지닌 물체다. 입자와 파동의 성질을 증명하기 위한 것이 바로 양자물리학인 것이다.

양자역학에서는 인간도 원자들의 하나의 배열일 뿐이라고 말한다.

지구상에는 현재 하나의 세포에서 진화해 온 870만 여종의 생명체가 함께 살아가고 있다고 한다. 모든 생명체는 원자로 구성되어 있다. 생명의 다양성이 원자 배열의 작은 오류에서 비롯되었다는 것이 양자물리학계의 주장이다. 그들은 인간이 생김새만 다를 뿐 같은 원자들로 구성되어 있다고 주장한다. 그들에게 생명체는 원자들이 어떻게 결합되어 있는가의 차이가 있을 뿐이다. 따라서 양자물리학은 우주의 인간중심주의에 관대하지 않다. 인간은 겸손해야 한다는 메시지를 매우 중요하게 생각한다.

양자물리학에서 가장 중요한 것은 입자와 파동의 이중구조이다. 즉, 동전의 양면처럼 한쪽에 입자가 있고 다른 한쪽에 파동이 존재한다는 사실이다. 약방의 감초처럼 항상 같이 존재해야 하는 운명 같은 성질이다. 이러한 구조가 하나의 에너지장(aura:오라)을 만들어내는 것이다.

더욱 쉽게 이해할 수 있도록 설명하겠다. 전자는 하나의 입자다. 만약 전자가 여러 개라면 여러 개의 전자는 독립적으로 존재한다. 독립적으로 존재한다면 일정한 거리가 존재하며 떨어져 있다는 말이다. 그런데 전자의 뒷면에 해당하는 파동이 하나로 연결되어 있다. 이처럼 하나로 연결이 되어 있는 것이 바로 에너지장(場)이 되는 것이다.

이런 에너지장에 관한 실험은 오래전에 증명되었다. 여기에서 하나로 연결되어 있다는 것을 우리는 공간적 의미로 해석한다. 하지만 여기에다 시간적인 의미를 확장하고 있다. 시간적으로도 하나의 장으로 연결되어 있다고 믿는 것이다. 이런 관점에서 보면 양자물리학에서는 과거와 현재, 미래가 하나의 장으로 연결되어 있다.

그렇다면 우리는 이러한 질문을 던질 수 있다. 우주는 무엇인가? 우주의 공간은 어떤 것인가? 뉴턴의 입장에서 우주의 공간은 텅 빈 공간이다. 하지만 양자물리학 차원에서 우주의 허공은 에너지장으로 가득차 있는 곳이다. 양자물리학의 입장에서 바라보면 입자는 무질서한 하나의 존재로 행동하는 것이 아니라 전체의 질서를 따른다는 점이다. 이런 점에서 양자물리학에서는 관찰자의 시선이 매우 중요하다는 것을 알 수 있다.

5. ADHD 해결을 위한 새로운 접근

관찰자의 마음은 마치 에너지처럼 전파되어 전자에 가서 작용한
다. 이런 관찰자의 마음이 전자에 가서 작용하게 됨으로써 입자나 파
동을 만드는지도 모른다고 생각했다. CST 접촉요법이 양자물리학
을 수용하고 양자의학을 포용할 수 있는 영역으로 자리매김할 수 있
는 것도 바로 이런 점들 때문이다. 인체의 구조에 대해 육체적 구조,
에너지 구조 등의 정의를 사용하였고, 여기에다 마음 구조를 추가하
기도 하였다. 이러한 구조의 분류는 동양의학과 맥이 닿아 있다고 볼
수 있는데 정(精), 기(氣), 신(神)이 바로 그것이다.

우리 인체에는 쿤달리니(kundallini)라고 하는 우주 에너지가 잠재되
어 있다. 이 쿤달리니는 인간 생명의 근원이며 영혼의 존재 자체이
다. 쿤달리니가 있으면 살고 쿤달리니가 없으면 죽는다. 그러나 우리
인간들은 인체에 이런 에너지가 존재한다는 사실을 모르고 있는 것
이다.

인체를 구성하는 분자나, 세포, 조직, 장기 등은 고유의 에너지를
지니고 있다. 따라서 DNA에도 에너지가 있다. 에너지 의학을 연구하
는 과학자들은 물에도 에너지장이 있으며 에너지장이 있기 때문에 기
억하는 성질이 있다는 것을 밝혀냈다. 물을 향해 칭찬을 하고 욕설
을 하는 실험에서 물의 성질이 달라졌다는 사실을 우리는 이미 알고
있다. 우리가 추구하는 CST의 중심에 '에너지 전송'이란 영역이 있는

데 이런 것들과 무관하지 않다.

우리가 여기에서 강조하려고 하는 것은 인체의 여러 장기에는 에너지장이 있으며 이것들은 하나로 연결되어 있다는 점이다. 베트남 전쟁에서 돌아온 파병 용사가 잘린 다리가 사라졌는데도 다리 끝에서 통증, 저림, 경련 등을 느끼는 것은 이런 현상과 무관하지 않다. 잘려나간 다리의 에너지장의 정보가 다른 신체의 에너지장과 연결되어 기억되기 때문이다.

벨기에의 화학자이며 노벨 화학상을 수상한 일리야 프리고진(1917~2003, Ilya Prigogine)은 에너지장은 자기 조직화하는 능력이 있다고 하였다. 바로 이런 주장으로 노벨 화학상을 수상하였으며 에너지장은 자연치유의 기능이 있다고 주장했다. 인체의 여러 장기가 새롭게 유지되는 것이 에너지장의 자연치유력 때문이라는 주장은 이제 그만큼 설득력을 얻게 되었던 것이다.

제5장 부드러운 접촉으로 ADHD 극복하기

1. CST의 기본 단계

우리는 이러한 ADHD 질환을 CST 요법을 통해 극복하고자 한다. CST는 10단계를 거쳐서 적용된다. 우리는 이것을 '10스탭 프로토콜'이라고 부른다. 10스탭 프로토콜은 10단계 요법 진행 과정으로 CST의 기본과정이며 필수적 단계라고 할 수 있다. 우리는 ADHD의 성향이 있다고 판단되는 아이나 성인을 대상으로 다음과 같은 관점에서 세션을 진행하고 있다.

먼저 10스탭은 기본으로 실시한다. CST 10단계 과정은 어느 경우에나 진행해야 하는 기본 과정이며, SER 즉, 체성감성 풀어주기 역시 기본으로 진행한다. 체성감성 풀어주기를 하면 환자의 기억을 통해 치유의 과정을 거친다. 우리는 이러한 임상 경험을 많이 하고 있다.

이어서 제4뇌실 압박을 실시한다. 제4뇌실 압박을 우리는 'CV4'라고 부른다. 제4뇌실은 숨뇌 즉 연수와 닿아 있다. 소뇌와도 닿아 있으며 연수는 제4뇌실의 바닥면을 이룬다. 따라서 소뇌가 제4뇌실의 지붕 역할을 하는 것이다.

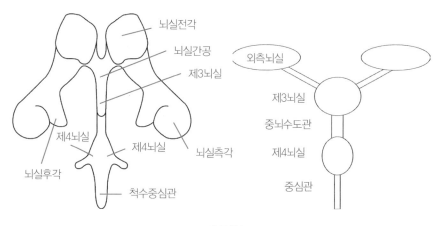

제4뇌실

    모든 뇌실에서 뇌척수액이 만들어지는데, 제4뇌실 역시 소량의 뇌
척수액이 만들어진다. 두개골의 구조를 보면 가장 바깥에 피부가 있
고 피부 안에 뼈가 있다. 그 뼈 안에 수막이 있고, 수막 안쪽에는 뇌
가 있다. 따라서 수막에 염증이 생기면 수막염이 되는 것이다. 이와
같은 제4뇌실의 압박을 통해 뇌척수액을 생성, 순환시킴으로써 뇌세
포에 뇌척수액을 충분히 공급하고 뇌의 화학물질 생성에 도움을 주
게 된다.

    CST는 ADHD를 치료하기 위해 관절과 관절의 사이를 부드럽게
접촉한다. 이런 접촉을 통해서 간격을 늘려준다. 즉 이완이 되는 것
이며, 이는 근막층에 산소를 원활하게 공급하는 역할을 하고 면역
력 또한 높여준다. 이러한 부드러운 접촉으로 교감신경과 부교감신
경의 균형을 맞추는 동시에 단족과 장족의 길이를 같도록 한다. 사

람을 눕혀놓고 보면 좌우 다리의 길이가 대부분 차이가 나는데 짧은 쪽이 단족이고 긴 쪽이 장족이다. 이처럼 다리의 길이를 같게 할 때는 CST의 독특한 프로그램인'다수의 손'을 활용한다.

부교감신경은 자율신경계 중의 하나로 생명력과 직결된다. 사람이 위급한 순간에 직면하면 가장 먼저 반응하는 것이 부교감신경이다. 위급한 상황에 대비하도록 미리 에너지를 비축하는 신경계라 할 수 있다. 중뇌와 연수 사이에 있으며, 여러 장기와 연결되어 생명력이 잘 유지되도록 한다. 이 신경은 아주 안정된 상황에서 활동한다. 소화, 혈당, 콜레스테롤, 배설, 혈압, 심박수, 호흡 등을 안정적으로 조절하는 역할을 한다.

부교감신경에 이상이 심해지면 무기력해지며 우울증에 걸릴 수 있다. 부교감신경의 이상을 항진이라고 하는데, 이런 경우에는 땀을 억제하지 못하고 체온조절에 실패한다. 기립성저혈압 등의 위험한 상황에 노출되기도 하고 장운동, 배뇨 등의 어려움을 일으키기도 한다. 주의력 집중력이 저하되기도 하는데 바로 ADHD의 발생과도 연관이 깊은 것이다. 우울, 불안, 짜증, 화, 폭력 즉 과잉행동 장애 역시 부교감신경의 문제에서 비롯되는 경우라고 예상할 수 있다. 따라서 충분히 휴식하고 적절한 운동을 통해 자율신경계를 안정화시킬 필요가 있는 것이다. CST는 피부를 부드럽게 접촉하여 경막관을 이완시킨다. 경막관의 이완은 부교감신경을 안정시키는 데 매우 효과적이기 때문이다.

그런 다음 뇌하수체를 향해 에너지 전송을 실시한다. 뇌하수체는 뇌의 중심에 위치한 아주 작은 내분비샘이다. 1.2~1.5cm 크기의 작은 기관이다. 바로 이곳에서 우리 몸의 다양한 호르몬 분비를 총괄한다. 뇌하수체는 앞면과 뒷면에서 각기 다른 호르몬을 분비한다. 이렇게 분비한 호르몬은 우리 몸의 생식과 발육에 쓰이며 에너지 대사에 관여한다. 우리는 CST를 통해 시상 봉합을 열어준다. 그래서 시상 정맥동에 정맥혈 배출과 산소를 공급해주도록 돕는다.

이어서 CST가 제공하는 또 다른 요법은 바로 '포지션앤홀드(position and hold) 요법'이다. 이것은 폭행이나 교통사고 같은 외상후 스트레스를 다스리는 요법이다. 이 요법은 앉은 자세 혹은 선 자세에서 한 손은 머리, 다른 한 손은 환자의 목을 잡는다. 두 개의 뼈로 이루어진 두정골 들어 올리기를 통해 진단할 수 있다. 만약 문제가 있다면 2개의 두정골 뼈의 오른쪽은 움직이는데 왼쪽은 움직이지 않을 수 있다.

시술자는 세션을 하면서 섬세하게 관찰하며 움직임을 탐색해야 한다. 이 요법에서 피시술자는 앉거나 비스듬히 누울 수 있다. 이것은 비교적 쉬운 방법으로 CST를 어느 정도 하는 사람이라면 누구나 쉽게 시도할 수 있다. 심지어 책을 보고 일반인이 따라서 해도 놀라운 효과를 가져올 수 있는 요법이다.

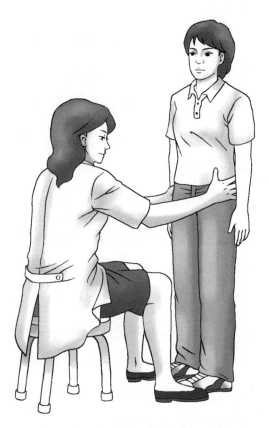

포지션 앤 홀드

시술자는 피시술자의 머리 위치를 조절하여 서로 편안한 상태가 되게 한다. 목 부위의 이완을 유도하고 경추 부위의 근육조직을 최대한 이완하도록 해야 한다. 경추가 틀어지면 ADHD의 원인이 되기 때문이다. 경추가 잘 풀리도록 하기 위해서 가장 중요한 것이 자세이며, 시술자의 마음가짐 역시 매우 중요하다. 이 요법이 움직이지 않고 시술한다고 해서 정적인 치료는 아니다. 접촉을 하는 동안 몸속에서 많은 움직임이 일어나기 때문에 우리는 이를 동적인 요법으로 분류한다.

　포지션앤홀드 요법은 기억을 불러온다. 몸에서 세포들이 변화를 일으키면서 결합조직에 잠재되어 있는 기억을 소환한다. 시술자가 이 요법을 하면 피시술자의 몸 가운데 압박을 받거나 긴장되는 위치가 발견된다. 이러한 위치가 발견되면 바로 그곳에서 열이 발생하는 것을 느낄 수 있다. 처음에는 열이 약하지만 치료가 되면서 열이 강해진다. 시술자는 점차 빠른 박동감을 느끼게 된다.

　이런 느낌이 오면 계속해서 CST를 시행한다. 발열과 박동이 점차 약해지고 완전히 사라질 때까지 시술자는 계속 자세를 유지해야 한다. 치료가 완성되기 전에 자세를 바꾸면 효과가 반감한다. 이유도 모른 채 어떤 질환에 시달리는 사람들의 경우 이 요법을 사용하면 놀랄 정도로 호전되는 것을 볼 수 있을 것이다.

　피시술자는 울기도 하고 소리치기도 하면서 자신도 모르게 내면에 잠재되어 있는 많은 기억을 소환하고 결국 과거에 경험했던 어떤 기억을 떠올린다. 그리고 대개는 과거의 자신이 맞닥뜨렸던 상황과 화해한다. 화해를 하게 되면 자신을 괴롭혀 왔던 병증에서 서서히 빠져나오게 되는 것이다. 이것을 '방출'이라 한다. 방출될 때 안간힘을 쓰거나 몸부림을 친다. 당시의 고통의 기억에서 통증을 느끼면서 빠져나오려고 애쓰는 모습을 보게 된다. 우리가 이 요법을 실시하는 동안 피시술자는 외상을 받을 당시의 동작을 연출할 수도 있다. 우리 요법의 신비로움은 바로 이런 곳에서 비롯한다.

시술자는 에너지 낭포를 지닌 지점으로부터 미세한 열감을 느끼게 될 것이다. 에너지 낭포란 과거에 피시술자가 겪은 부위에 발생하는 에너지이다. 가령, 자전거를 타고 가다 넘어졌는데 당시에는 몰랐지만 나중에 몸의 면역력이 약해지면 바로 그 지점에서 문제가 생기게 되는 원리이다. 당시에 발생한 에너지가 낭포 형태로 몸에 있다가 면역력이 떨어지면 발현하여 여러가지 문제를 일으키는 현상이다. 이것이 에너지 낭포며 우리는 이러한 에너지 낭포를 없애는 요법을 피시술자에게 시행하면 되는 것이다.

피시술자는 과거의 어느 것이든지 가슴에 남은 물리적 정신적 찌꺼기들을 몸 밖으로 배출하려고 한다. 바로 혹은 어느 정도의 시간 경과를 통해 이런 것은 해결이 가능하다. 피시술자의 도움 역시 필요한 요법이다. 긍정적으로 시술자를 믿고 의지하는 것이 상승효과를 나타내는 것이다.

인간의 몸은 대단한 기억력의 소유자다. 플라스틱으로 만들어진 CD 따위에 막대한 양의 정보들이 저장되어 있지 않은가. 하물며 신이 창조한 인간의 피부조직이 엄청난 일들을 기억할 수 있다는 점은 의아해 할 이유가 없다고 생각한다. 외부로부터 받은 육체나 물리적인 충격은 물론 정신적, 감정적 문제까지 모두 기억이 가능하다고 본다. 누구에게 뺨을 맞았거나 누구로부터 심한 굴욕감을 받았던 것까지 인체에는 실로 다양한 기억이 잠재되어 있는 것이다.

인간의 몸은 이러한 순간에 그 충격을 중화시킬 수 있는 능력을 지니고 있다. 그러나 완전히 중화시키지 못하고 여전히 몸속에 남아 잠재된 기억으로 흔적들이 존재한다는 점을 부인할 수가 없다. 이렇게 남아 있는 흔적들이 우리의 몸속에서 돌아다닌다는 점을 배제하지 못할 것이다. 이것이 에너지 낭포라는 것으로 기억의 부산물이며 기억의 흔적 덩어리다. CST가 추구하는 요법 가운데 포진션앤홀드는 체성감성 풀어주기 요법으로서 바로 이러한 흔적들을 밖으로 끌어내어 방출시켜버리는 놀라운 방법인 것이다.

우리는 CST 요법을 통해 적절히 접촉을 유도하고 올바른 곳으로 문제를 안내한다. 인체에는 내부 의사(inner physician)가 존재한다. 우리 몸은 스스로 의사가 되어 문제를 해결하고자 하며 물이 스스로 자정작용을 하듯 바로 잡으려고 한다. CST는 특정 부위를 접촉함으로써 몸의 반응을 이해하고 촉진적 치료과정을 시도한다. 우리는 이런 과정에서 피시술자와 대화를 하게 된다. 우리는 통상적으로 이것을 치료적 연상과 대화라고 말한다.

대둔근(大臀筋)은 엉덩이에 있는 크고 살이 많은 근육으로 우리 모두 잘 알다시피 고관절을 감싸고 있는 근육이다. 대둔근은 일종의 둔부근으로서 대퇴골 뒤쪽에 붙는다. 직사각형의 모양을 하고 있으며 둔부에서 가장 표면에 있다. 대둔근은 허벅다리를 펴거나 바깥쪽으로 돌리는 기능을 하며 대퇴부를 아주 강하게 움직이게 한다. 둔

부근이 없거나 마비되면 엉덩이가 처지고 튀어나와 이상한 걸음걸이가 된다. 그리고 고관절은 몸을 지탱해주는데 고관절이 망가지면 6개월 혹은 1년 이내에 사망할 확률이 매우 높다. 대둔근은 내분비선을 관장하는 생식기관과도 밀접한 작용을 한다. 그리고 신경림프, 신경혈관 등과 긴밀히 연결되어 있다.

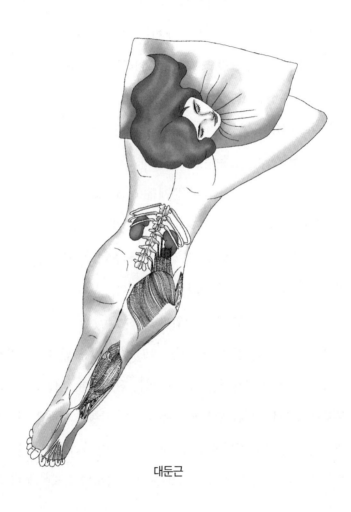

대둔근

우리는 대둔근을 자세히 관찰할 것이다. 대둔근이 어떻게 팽창하고 수축하는지 면밀히 살피면서 CST를 진행할 것이다. 그림과 같이 대둔근은 골반의 뒷부분에 붙어 있다. 대퇴골 뒤쪽에 붙어 있는데 위쪽은 크고 넓고 두껍다. 일부는 장골에 붙어 있는 섬유조직에 붙어 있고 일부는 대퇴골 윗부분에 붙어 있다. 주된 기능은 앉았다 일어설 때, 달릴 때, 산에 올라갈 때처럼 허벅다리를 쭉 펴주고 돌려주는 역할을 한다.

대둔근은 대퇴골을 쫙 펴도록 하며 밖으로 회전하도록 한다. 이 부위가 과긴장하면 천골의 운동성을 떨어뜨린다. 그리고 천골 아래에 염전을 일으켜 비틀려 꼬이게 만든다. 이런 과긴장은 허리를 굽혔을 때 천골 부위의 운동성을 감소시킨다. 이처럼 운동성의 장애는 경막관을 통해 몸의 중요한 부위인 두개저에 전달된다. 그래서 대둔근에 문제가 생기면 CST를 통해 반드시 교정이 필요하다. 즉 긴장된 대둔근의 릴리즈가 필요하다는 말이다.

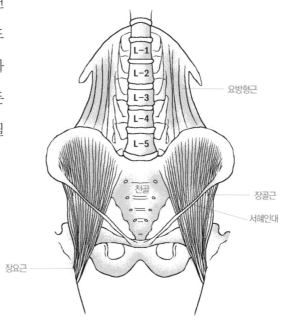

CST는 또한 장요근(腸腰筋: 큰 허리+엉덩근)의 운동성을 높이도록 도울 것이다. 장요근은 허리의 근육을 뜻한다. 허리와 엉덩이가 합쳐진 복합 근육이며 허리근과 엉덩이근은 배 부위에서는 보통 분리되어 있지만 넓적다리에서는 합쳐진 것으로 알려져 있다. 장요근은 대요근과 장골근을 합친 근육이다.

고관절과 허리를 연결해주는 직접적인 근육이 바로 장요근이다. 장요근이 짧아지면 대개 허리통증이 나타나는데 우리 주위에서 대부분 호소하는 허리통증이 바로 이곳에서 비롯한다. 쓰지 않는 근육은 굳고 짧아지는 것이다. 장요근은 똑바로 서기나 달리기 등의 동작에 매우 중요한 역할을 하고 있다. 그래서 근육의 길이를 정상적으로 유지하기 위한 스트래칭이 몹시 중요하다.

장요근 회복 운동은 먼저, 앞뒤로 가랑이를 크게 벌려서 앞은 직각으로 무릎을 굽히고 뒤는 곧장 다리를 편다. 무릎을 90도 굽힌 상태에서 뒤꿈치를 들어 똑바로 편다. 편 상태에서 균형을 잃지 않고 지속해야 한다. 그리고 팔을 얼굴 측면에 바짝 닿도록 올려서 쭉 펼쳐주면 짧아진 근육이 늘어나게 되는 것이다.

우리는 CST 요법을 통해 이 부위의 기능적 장애를 줄이고 보행에 어려움이 없도록 돕는다. 근육에 분포하는 신경의 위축으로 신경적인 병변이 나타날 수 있다. 이런 부위는 일반적인 건강검진이나 신체 검사에서 증상의 이상 유무를 발견하기가 매우 어렵다. CST는 약속된 세션을 통해 내부장기와의 원활한 소통을 도울 것이다. 대둔근,

장요근과 함께 이상근(梨狀筋)을 활성화시켜 내부장기의 운동을 원활

히 한다.

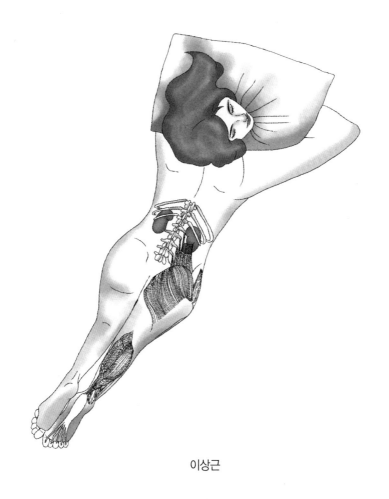

이상근

이상근은 대퇴골을 외전(발가락이 바깥 향함)하도록 하고 허벅지를 약

간 펴도록(신전) 한다. 이상근이 비정상적으로 긴장 혹은 압박이 있다

면 그 이상근을 정상적으로 만들어야 한다. 이럴 경우, 환자는 반대

쪽 이상근을 강화해야 하는데 3~5분씩, 하루 3회 정도 실시한다. 환자는 아프지 않은 다리를 벽 옆에 대고 바닥에 반듯이 눕는다. 이 자세로 통증이 없는 다리의 고관절을 굴곡(굽힘)하면서 무릎을 굽힌다. 무릎이 벽을 향하도록 측방으로 밀어야 한다. 이런 자세로 계속 기다리면 이상근이 풀리는 느낌을 느끼게 된다. 느낌이 감지되면 완료하고 하루에 3회 정도 반복한다.

이상근은 골반 내부에서 시작되어 엉덩이를 지나 허리 아래 살이 두두룩한 볼기를 통과한다. 이상근은 엉덩이 근육으로 외부에서는 보이지 않으며 하체의 움직임을 지휘한다. 책상에 오래 앉아 있는 학생들이나 사무원들은 이 부위가 쉽게 퇴화한다. 우리처럼 양반다리가 일상인 경우나 다리를 꼬는 습관 등이 이상근의 문제를 심화시키는 주범이다. 이상근이 좌골신경을 누르면 심한 통증이 발생한다. 이것은 허리 디스크로 인한 방사통과는 다른 문제다. CST를 실시하면 이상근을 정상화시켜 내부장기의 운동을 원활하게 해줄 것이다.

2. 콜레스테롤 제거 및 산소의 공급

　CST는 몸속에 쌓여 있는 과산화 지질을 분해시킬 것이다. 과산화 지질이란 불포화 지방산이 산소를 흡수하여 산화된 물질로 쉽게 말하면 활성산소와 콜레스테롤이 합쳐진 것이다. 이것이 몸속에 쌓여 있으면 다양한 질병의 원인이 된다. 이러한 물질이 체내에 쌓이면 노화 현상이 빨라지고 동맥경화, 혈전증, 호흡기 질환, 당뇨병, 피부질환, 간 질환 등 다양한 질환이 발생하게 된다. 특히 뇌에 쌓이면 심각한 뇌 질환을 불러오기도 한다. 인체의 노화는 나이가 문제가 아니라 머리 즉 뇌가 굳어가는 까닭이다. 뇌가 굳으면 생각이나 동작도 굳어지는 것이다.

　따라서 우리는 CST를 통해 이렇게 쌓인 과산화 지질을 분해하여 몸 밖으로 날려버릴 것이다. 우리가 피시술자의 몸에 손을 대고 시술을 하는 동안 분해된 과산화 지질은 땀과 같은 물질로 변화하여 배출되는 것이다. 치아에 낀 치석 같은 것도 분해되고 우리 몸의 침샘이나 췌장에서 분비되는 아밀라아제처럼 녹말을 당으로 전환시킬 수도 있다. 그리고 이런 과정은 혼자서 하는 것보다 다수의 손으로 힘을 합쳐 CST를 시도하면 훨씬 좋은 효과가 나타난다. 시술자들과 환자의 가족이 함께 참여하는 다수의 손을 통해 치료를 극대화할 수가 있는 것이다.

　그런 다음 우리는 몸속에 산소를 공급할 것이다. 산소가 원활하게 몸속으로 들어갈 수 있도록 세션을 시도한다. 몸의 동맥(쇄골하동맥, 총경동맥)을 이완시켜 뇌로 가는 혈액의 양을 증가시킬 것이다. 산소공급이 몸속에 원활해지면 다양한 질환들이 호전되는 것을 우리는 임상을 통해 보아왔다. 그리고 우리는 소뇌천막의 압박을 풀어줄 것이다.

소뇌천막은 대뇌와 소뇌 사이의 공간으로 그 틈새에 천막으로 만든 지붕처럼 접혀 들어간 부분이다. 소뇌천막에는 작은 동맥의 가지들이 분포하고 있다. 소뇌천막의 상하, 좌우 압박을 풀어주어야 한다. 이런 압박을 풀어주기 위해 TMJ(턱관절)를 병행해야 한다. 턱관절은 두개골과 아래턱이 만나는 복잡한 관절이다. 씹고 말하고 삼킬 수 있도록 하는 관절로 이런 부위의 기능장애는 다른 다양한 장애를 복합적으로 가져온다. TMJ는 거울을 보고 스스로 진단할 수 있다. 입을 아, 하고 벌린 후 입을 닫을 때 상부치아와 하부치아가 똑바로 수직적으로 닫혀야만 정상이며 지그재그로 움직이면 TMJ질환이라 할 수 있다.

턱관절은 연결된 다른 근막에 영향을 크게 미치는데 근막통의 경우 스트레스, 불안 증세가 나타나기도 한다. ADHD 역시 이런 질환과 무관하지는 않을 것으로 우리는 파악하고 있다. CST를 통해 하악골을 이완시키는 과정은 매우 섬세한 과정이다. 몸의 질환을 해결하기 위해 마지막 티끌 하나의 존재와 움직임까지 섬세하게 다룬다는 의미이며 우리는 정성 그 자체를 목표로 삼아 피시술자에게 CST 요법을 시도하는 것이다. 세션 이후 안면 마비도 좋아지고 대상포진 등의 질병도 호전된다. 머리숱이 굵어지고 많아지는 경우도 있다.

3. ADHD와 우울증

우울증은 현대인들이 많이 앓는 질환이다. ADHD와 우울증은 전혀 이질적인 것이 아니며 집중력 저하 같은 질환과도 통하는 부분이 많다. CST 치료법은 전 과정의 상당한 부분이 비슷하기 때문에 어떤 현대적 질병도 이를 통해 적절히 치료할 수 있다. 불안 및 공포 등을 요소로 한다는 점에서 알츠하이머 같은 뇌 질환 역시 치유의 과정은 비슷하다. 우울증은 흔하지만 심각한 기분장애에 해당한다.

몸과 마음을 동시에 약화시키는 광범위한 질환이다. 슬픔이나 일시적으로 찾아오는 비애감과는 다르게 직업이나 사회관계, 신체적 기능 등에 심각한 장애를 유발한다. 상황에 따른 변화가 없어서 만약 사랑하는 사람을 잃은 경우 보통은 시간이 지남에 따라 그 슬픔의 정도가 미약해지나 우울증의 경우에는 그게 계속된다. 몇 개월만 지속이 되어도 사회관계의 단절, 직업의 상실, 생산성의 상실, 무능력 혹은 죽음에까지 이를 수가 있다.

그러므로 반드시 치료를 받아야 한다. 현대의학은 수면장애나 식욕부진 등의 신체적 이상과 심한 스트레스, 내과적 질환, 성격적 문제 등과 연관이 있다. 일부는 유전적인 소인이 있다고 본다. 그런데 간혹 특별한 원인이 없이 이런 질병이 찾아오는 경우가 있음을 우리는 상기할 필요가 있다.

우울증은 딱히 우리가 알아차릴 수 없을 정도로 나타날 수 있다. 업무능력과 수면, 식사의 즐거움 등을 저해하는 등 여러 복합적인 현상으로 나타난다. 신경증적 우울증은 가벼운 우울증이며 치명적이지는 않다. 하지만 지속되면 문제가 되는 것이다. 또한 우울증과 조울증이 동시 반복적으로 나타나는 경우도 있는데 어렸을 때 부모와 헤어지는 불안이나 학교 공포증, 행동 과잉, 성적(成績)의 저하 등이 우울증을 일으킬 수 있다. 우울증은 특히 임파 펌핑 요법을 통해서 매우 극적인 결과를 가져온다. 6년동안 앓아온 우울증이 크게 감소한 경우도 있었다.

사춘기의 경우에도 무단가출, 반사회적 행동, 성적 문란 등을 통해 우울증으로 진행될 수 있다. 성인이 되었을 때는 알코올 중독, 도박, 약물 남용 등이 우울증에서 비롯되는 경우가 많다. 노인에게는 사회적 고립감이나 부부와 이별 또는 사별하는 상실로부터 오는 우울증이 나타나기도 한다. 출산 후에 오는 우울증도 있는데 이는 출산에 따른 호르몬의 균형상태가 파괴되어 나타나는 것으로 알려져 있다.

이런 점을 볼 때 일상생활을 통해 겪게 되는 환경적, 사회적 요인에 의해 발생하는 빈도가 높다고 하겠다. 이러한 작용은 결국 뇌의 호르몬에 작용을 미쳐 우울증으로 발전한다는 것이다. 만성질환, 경제적 어려움, 자존감의 상실 등 다양한 영역과 관련이 깊다. 우울증으로 인한 인생 자체의 허무감을 느끼는 상황이 위험하다. 공허함은 존재의 의미를 약하게 하며 식욕감소, 의욕 상실, 죽음과 자살에 빠지기도 한다. 집중력의 저하, 이를 통한 의사소통의 곤란, 이를 통한 두통이나 소화불량 등 사슬처럼 질환이 엄습할 수가 있는 것이다. 우울증 역시 ADHD처럼 우리의 방식으로 정복할 수 있다.

4. ADHD 예방과 치료를 위한 우리의 계획

우리는 10가지 정해진 절차에따라 CST를 시도할 것이다. 이른바 10스탭을 하고 이어 V-Spread 및 SER을 시도할 것이다. SER은 체성 감성 불러오기를 통해 몸이 기억하고 있는 나쁜 감정들의 에너지를 배출하도록 돕는 요법이다. 그리고 CV4 즉 제4뇌실 압박법을 한다. 뇌척수액을 생성, 순환시킴으로써 뇌세포에 뇌척수액을 원활히 공급하도록 하며 뇌의 화학물질 생성에 도움을 주고자 한다.

관절과 관절 사이를 늘려줌으로써(이완) 근막층에 산소를 공급해 줄 것이다. 그리고 면역력을 높여준다. 몸속에 산소가 원활하게 공급되면 면역력이 높아진다. 족관절의 이완으로도 산소를 공급할 수 있다. 즉 관절이 달라붙어 있는 부분에 공간을 만들어주고 그 공간으로 산소가 들어가도록 유도하면 인체의 면역력은 당연히 높아지는 것이다.

우리는 교감신경과 부교감신경의 균형을 맞추도록 노력할 것이다. 이와 동시에 단족(短足)과 장족(長足)의 길이를 같게 하려고 노력할 것이다. 이 경우에는'다수의 손'이 필요할 것이며, 이때 환자는 가족과 끈끈한 유대감을 가지게 된다. 경막관의 이완을 통해 부교감신경을 안정시킬 것이다. 인체에서 부교감신경의 역할은 매우 소중하다. 필자는 이미 앞에서 이러한 신경들에 대해 자세히 설명한 바가 있다.

뇌하수체에'에너지 전송'기법을 사용할 것이다. 에너지 전송은 앞에서 밝혔듯이 놀라운 효과를 가져다준다. 아무도 에너지 전송의 가능성에 대해 무엇이라고 예단할 수 없다. 즉 매우 신비로운 결과를 제공한다는 것이다. 몸에 생긴 단단한 혹을 몇 차례의 에너지 전송 요법으로 녹여 없앨 수가 있다. 그리고 몸에 난 상처를 원상 복구한다. 사고로 떨어져 나간 살점이 차오르도록 하는 것도 에너지 전송 요법의 놀라운 효과이다. 우리는 이에 대한 놀라운 임상을 충분히 가지고 있다. 그래서 우리는 자신 있게 이 요법을 여러분에게 권장할 수 있다. 아무리 시도해도 부작용이 없는 요법이다.

에너지 전송에 이어 시상봉합을 열어주도록 최선을 다할 것이다. 시상봉합을 열어서 시상정맥동에 정맥혈을 배출하도록 유도할 것이다. 이것은 동시에 몸에 산소를 공급하는 역할을 한다. 지금까지 언급한 과정이 끝나면 우리는 새로운 요법을 첨부할 것이다. 바로'포지션앤홀드'요법이다. 포지션앤홀드는 다양하고 신비로운 효과를 제공하지만 우리가 여기에서 중시하는 것은 무엇보다 뇌척수액이 원활하게 순환하도록 하려는 것이다. 뇌척수액의 순환이 왕성해지면 인체에 잠재하고 있는 많은 장애가 서서히 사라진다. 우리는 CST를 하는 과정에서 이런 상황을 아주 많이 목격할 수 있었다.

그리고 대둔근, 장요근, 이상근 운동으로 내부장기의 부담을 덜어준다. 이런 과정이 몸속에 끼어있는 과산화 지질 즉, 일종의 콜레스테롤 찌꺼기를 분해시켜 줄 것이다. 이 경우에도 우리는 다수의 손을 빌릴 수가 있다. 따라서 우리의 요법은 몸속에 있는 콜레스테롤을 놀라울 정도로 감소시킬 수가 있다. 이 지점에서 뇌로 가는 혈액의 양이 늘어나도록 쇄골하동맥, 총경동맥 등을 이완시켜줄 것이다.

여기에 등장하는 어려운 용어는 우리가 신경 쓸 필요가 없다. 시술자는 현장에서 몸을 접촉하기 전에 이해할 수 있도록 최선을 다해 설명해줄 것이다. 피시술자는 시술자의 지시에 편안한 마음으로 따라와 주면 되는 것이다. 질병과 치료의 놀라운 게임, 우리는 늘 그 게임에서 이기고 있으며 언제나 이기려고 노력한다. 소뇌천막의 상하, 좌우 압박을 풀어주기 위해 턱관절을 살펴보고 하악골 즉 아래턱을 이완시켜줄 것이다.

그리고 마지막으로 앞에서 말한 것처럼 인체의 근육에 끼어있는 과산화 지질을 분해, 용해하는 요법을 시도할 것이다. 과산화 지질은 뇌척수액 순환을 방해하는 주범이다. 이 역시 다수의 손으로 접근하면 훨씬 놀라운 효과가 나타나는 것을 경험할 수가 있을 것이다. 오늘날 우리의 주변에는 우울증으로 시달리는 사람들이 많다. 그리고 꾸준히 늘어나는 추세다. 우울증은 다른 질환을 함께 가지고 있는 경우가 많다. 우리는 어떤 문제를 해결하기 위해서 CST를 환자의 몸에 적용했을 때 몸속의 다른 문제가 해결되는 것을 자주 목격하곤 한다.

우리는 우울증 자체의 치료도 중요하지만 우울증이 왜 왔는지 원인을 찾아 해결한다. 우울증의 경우 체성 감성 풀어주기를 통하여 뛰어난 효과를 얻을 수 있었다는 것을 우리는 임상을 통해 알고 있다.

과거의 나쁜 기억이 우리의 몸과 마음을 지배한다. 신체적, 감정적으로 억압받고 있는 사람들이 우리 주위에는 너무도 많다. 감정적, 신체적인 억압이 우리 뇌의 화학물질 전달 체계에 이상을 초래하는 주범이라는 것을 우리는 임상을 통해 충분히 관찰했다.

우리는 ADHD는 물론 주로 난치성 질환이나 불치병이라 진단받은 사람들을 위해 CST를 시도한다. 우리는 이러한 요법을 의학적 행위라고 간주하지 않는다. 치료행위라기보다 예방적 의미가 훨씬 크며, CST는 현대의학의 범위를 벗어난 범주에 두고 있다. 즉, 현대의학으로 손을 쓸 수 없는 사람들에게 기적처럼 주어지는 선물 같은 것이다.

치매 같은 질병도 우리는 충분히 CST 요법을 통해 증세를 완화 시키거나 말끔히 치료할 수 있다. 치매 환자의 뇌는 비정상적 물질로 엉켜 있다. 신경세포 내부에서 비정상적으로 어떤 농축(濃縮)이 꼬여 있다. 그리고 기억과 지적 능력에 관여하는 신경세포들이 뇌의 신경 부위에서 많이 소멸한 것을 발견할 수 있다.

파킨슨병이나 알츠하이머병을 앓는 환자에게서 치매의 증상을 찾아볼 수 있다. 이런 질환의 경우에서 치매의 증상이 있다면 이미 말기에 해당한다. 이 모든 경우에 신경세포가 파괴된 모습이 관찰되며, 기억력, 언어능력, 판단력 등이 흐려지는 것을 알 수 있다. 뇌종양이나 두부손상, 대사성 뇌질환, 갑상선 질환, 영양결핍증, 만성알코올중독증에 의한 기억력의 감퇴로 연결되는 경우도 있다.

사실 ADHD보다 어려운 질병이 치매라는 질병이다. 우리는 초기에 발견하면 치매를 90% 정도 해결할 수 있다. 초기 치매로 고생하는 55세의 여성 환자에 대한 우리의 임상은 매우 놀라운 것이었다. CST를 시도한 이후 1년 정도 지나서 그녀의 치매 증상은 거의 사라졌다. 불면증에 시달리기도 하였는데 숙면을 취하게 되었다. CST 시행 중에 더욱 놀라운 것은 그녀의 흰 머리카락이 검게 변하는 기적같은 일이 일어난 것이다. 또한 70세~80세 환자에게도 CST는 매우 긍정적이었다. 치매의 증상인 노인에게도 매우 효과적인 것이다.

우리는 이러한 임상을 통해 다음과 같은 결론을 내리게 되었다. 첫째, 치매의 원인은 뇌척수액이 뇌세포를 충분히 적시지 못하기 때문이다. 둘째, 뇌척수액이 마르면 우리의 몸은 사막화되고 피부도 탄력을 잃는다. 셋째, 뇌척수액이 뇌에 영양분을 공급해주고 노폐물을 제거한다. 따라서 우리의 도움이 필요한 이들에게 우리는 CST를 실행함으로써 뇌척수액을 순환하게 한다. 이렇게 하는데 단지 우리의 정성과 3~5g의 미세한 힘이 필요할 뿐이다.

제6장 ADHD 극복을 위한 심화학습_1

CST 두개천골요법이란 한마디로'이것이다'라고 정의를 내릴 수는 없다. 인체의 모든 기능과 역할을 이해하고 인체의 내부에 존재하는 내부 의사(醫師)에 대한 믿음이 확고할 때 비로소 정의될 수 있다. 두개골과 천골 사이에 뇌척수액이 원활하게 흐르게 함으로써 인체의 항상성 혹은 면역력을 증가시키는 탁월한 요법이다. 뇌척수액이 활성화되면 인체의 다양한 문제들이 해결된다는 믿음을 가지는 태도가 필요하다. CST를 하기 위해서는 뇌척수액의 생성과 흐름, 두개천골계의 리듬, 에너지 낭포, 체성감성 풀어주기 등 다양한 이해가 필수적으로 뒤따른다고 하겠다.

CST는 현대의학의 맹점과 카이로프락틱의 한계를 극복한 요법이다. 인간의 몸을 부드러운 손의 접촉을 통해 감지하며 물이 자정작용을 하듯 인체 스스로 치유하도록 유도하는 기법이다. 인체의 구조와 역할을 이해하고 시도할 때 치유의 효과는 배가 된다고 할 수 있다. CST에서 가장 중요한 하나의 원리는 뇌는 움직인다는 점이다. 과거 수많은 과학자들이 뇌는 움직이지 않는다고 주장했다. 하지만 뇌는 실제로 움직이고 있음이 증명되었고, 두개골에 존재하는 봉합이 그 증거가 될 수 있었다.

두개천골계는 인간의 탄생에서 죽음까지 뇌와 척수의 기능이나 성장, 발달을 위해 내부적 환경을 조성하고 있다. 신경계, 근골격계, 혈관계, 임파계, 내분비계, 호흡기계 등 다양한 부위에 영향을 미치고 있는 것이다. 이런 부위에 문제가 발생하면 두개천골계에도 필연적으로 문제가 발생한다는 점이다. 우리는 이렇게 인체에 발생하는 다양한 문제를 정상으로 되돌리기 위해 육체는 물론 정신과 감정까지 소통하며 변화를 추구한다.

두개골은 율동적으로 움직이며 일정한 리듬을 타고 있다. 즉 1차적 호흡 기전을 지니고 있는 것이다. 인간의 맥박이 뛰는 것처럼 두개골에도 리듬을 타며 움직임이 일어나고 있는 것이다. 우리는 이러한 두개골이 어떠한 움직임을 가지고 있는가에 따라서 그 사람의 상태를 파악할 수가 있다.

뇌에 혈류량이 많으면 뇌의 손상이 적다. 혈류가 정상적으로 건강하게 흐르면 뇌의 순환이 원활해서 인지력이나 면역력의 저하를 막는다. 뇌의 건강을 위해 걷기, 달리기 등을 할 수도 있지만 우리는 산소를 원활히 공급하도록 하는 접촉요법을 시도한다. 뇌의 순환이 활발해지면 뇌척수액도 원활하고 뇌세포 역시 건강해진다. 우리는 CST를 통해 뇌의 순환을 증진시키는 고유의 접촉을 시도한다.

1. 호르몬의 기능 저하

인체에서 두뇌는 정서의 통로다. 바로 신경전달물질의 통로라는 말이다. 정서는 신경전달물질의 영향을 크게 받는다. 또한 신경 호르몬의 영향도 받는다. 그러므로 혈액의 통로는 중요한 법이다. 우리는 앞에서 뉴런에 대해 잠깐 살펴보았다. 뉴런은 신경계를 이루는 구조적 기능적 기본단위로써 전기적 화학적 신호가 서로 연결된 신경세포를 통해 전달되고 있다.

우리가 느끼는 감각이나 운동, 사고(思考) 등의 복잡한 생명 활동은 바로 이런 뉴런의 연결을 통해서 가능하다. 감각을 전달하는 감각 뉴런, 뇌에서 근육이나 내장 근육, 심장 등으로 전달되는 운동 뉴런 등이 있다. 이러한 연결의 집합적인 활동을 통해 감각과 운동, 사고 등의 복잡한 생명 활동이 이루어지는 것이다. 또한 이런 뉴런은 다시 또 다른 뉴런과 연결되어 있다.

우리는 이런 분야에 대해 화학적으로도 살펴볼 필요가 있다. 아미노산이 서로 결합한 것을 펩티드라고 한다. 두 개의 결합을 디펩티드, 10개에서 스무개는 폴리 펩티드라고 한다. 50개 이상의 아미노산이 결합되어 있는 것을 우리는 단백질이라고 부른다. 뇌호흡이나 명상 등을 통해 이런 펩티드의 작용을 원활하게 할 수가 있다. 우리는 CST를 통해 아미노산의 원활한 활동을 끌어올릴 수 있다. 뇌호흡, 명상 등을 추가하면 펩티드의 조절을 적절히 유지할 수 있다. 이는

ADHD 환자들에게 정서적 안정 상태를 유지하게 만들어 줄 것이다.

그리고 신경전달물질 가운데는 아드레날린이란 것이 있다. 아드레날린이 스트레스 반응에 관여한다는 것은 잘 알려져 있다. 스트레스에 장시간 노출되면 아드레날린은 심장의 박동 속도를 빠르게 하고 혈관을 축소시킨다. 또한 폐의 통로를 이완시켜 온몸이 각성 상태에 이르도록 한다. 우리의 뇌에서도 이런 아드레날린이 발견되고 있다.

긴장과 공포를 느끼면 이 호르몬이 분비된다. 그런데 과도한 분비는 폭력 행위 같은 문제를 불러온다. 반면에 아드레날린은 위기상황에서 엄청난 힘을 발휘한다. 위태로운 순간에 초인적인 힘으로 차를 번쩍 들어 올려 차 밑에 깔려 있는 자식을 살리는 상황은 이를 통해서 설명이 가능하다.

아이들이 인격적인 대접을 받고 즐겁다고 느낄 때 도파민이 분비된다. 이 도파민은 몸의 여러 부위에 전달된다. 도파민의 적절한 생성이 어렵게 되면 파킨슨 같은 질병의 위험에 빠질 수 있다. 도파민과 아드레날린은 우리를 기쁘게 하는 데 관여하고 있다. 세로토닌 역시 비슷한 역할을 하지만 이는 뇌를 자극하지 않고 차분히 가라앉히는 역할을 한다. 세로토닌은 기억에 관여하고 식욕, 수면, 체온의 조절에 관여한다. 그런 만큼 뇌의 여러 부위에서 생성된다. 세로토닌은 특히 우울증과 밀접하게 연관되어 있다.

2. 두개골의 율동적 임펄스(1차 호흡기전)

우리는 뇌세포를 성장시키는 CST 요법을 실시한다. CST 10 STEP에는 이러한 요법들이 녹아 있다. 사람들은 운동을 열심히 해서 신경세포를 성장시키고자 한다. 운동을 열심히 하면 그런 의식을 지니지 않더라도 신경세포가 성장한다. 건강한 신경세포가 된다는 말이다. 우리는 CST를 통해서 뇌에 존재하는 신경세포를 생성하고 활성화하도록 시도한다. 우리는 이렇게 해서 두개골의 율동적 임펄스 즉 CRI를 높인다.

CRI는 두개골의 율동적 움직임이라고 하였다. 그런데 두개골이 1분에 몇 번의 율동적 임펄스를 보이는지 알게 된다면 우리는 중요한 하나의 결론에 도달할 수 있다. 다수의 사람들로부터 두개골의 움직임을 관찰한다면 분명히 하나의 공통점을 발견할 수 있을 것이다. 이러한 연구를 통해 얻어진 율동적 임펄스의 사이클은 1분에 6~12회 정도였다. 이 보다 더 높아도 정상 범주에 들어간다고 할 수 있다.

그런데 중요한 점은 정상인과 비정상인의 차이다. 당연히 두 비교 대상의 박동수는 차이가 날 것이다. 어떤 과학자는 정신병 환자들의 CRI 수치를 9회 이하라는 결론을 내렸다. 또 어떤 연구자는 100명 이상의 정신병 환자들을 관찰한 결과 평균수치가 6.7이라는 결과를 얻었다고 한다. 그리고 혼수상태에 있는 환자들의 임펄스 수치를 조사한 결과 4.5라는 수치를 얻었다고 한다. 자동차 사고로 뇌를 다친 환자들을 조사한 결과 CRI 평균수치는 7.2였다고 한다.

이처럼 두개골의 율동적 임펄스는 사람에 따라서 또는 환자 그룹별로 다르다는 것을 관찰 결과 알게 되었다. 문제는 두개골이 정상적으로 기능할 수 있도록 인체의 환경을 만들어놓아야 한다는 점이다. 인체에는 많은 문제점이 수시로 발생한다. 인체는 대개 하나의 축을 중심으로 좌우, 상하 등으로 조화를 이루고 있다. 근육이나 관절, 힘줄, 신경 등이 서로 조화를 이루며 움직이는 것이다.

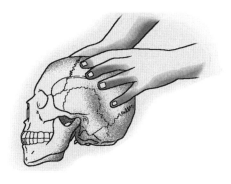

두정골 접촉 시 손의 자세

지금까지 몸에 발생하는 치명적인 문제와 원인에 대해 알아보았다. 가장 중요한 것은 축의 모습이 보상받지 못할 때 심각한 문제가 발생한다는 사실이다. 우리가 이것을 인식하지 못하면 다양한 질환에 대해 방치(放置)하게 되며, 현대의학으로도 접근하기 어려울 것이다. 천골에는 듀라(dura)가 있다. 우리는 흔히 이를 듀라 미터(dura meter) 즉 뇌척수 경막이라고 부른다.

만약 후두골에 압박이 가해지면 경막(듀라)이 뒤틀리면서 천골도 압박을 심하게 받게 된다. 뼈는 당연히 변화된 모습을 띠게 된다. 우리는 CST 요법 시 뼈 자체를 물리적으로 누르는 것이 아니라 뼈가 스스로 찾아가도록 유도한다. 몸은 스스로 치료하는 내부의사를 몸속에 지니고 있기 때문에 우리는 유도만 하면 되는 것이다. 우리의 유도에 따라 두개골은 스스로 움직이게 되어 있다.

생리적 움직임은 굴곡(플랙션)과 신전(익스텐션) 밖에 없다. 나머지는 모두 비생리적 움직임으로 우리가 움직임을 유도하도록 리드하는 것이다. 앞에서 보았듯이 후두골은 천골과 같이 움직인다. 후두골이 플랙션 되면 천골도 플랙션 된다. 후두골이 익스텐션 되면 천골도 익스텐션 된다. 그러므로 우리는 천골과 후두골을 동시에 잡고 움직임이 일어나도록 유도한다. 그리고 CV4나 에너지 전송을 실시하는 것이다.

작은 힘으로 가볍게 잡아당겨 주면 3~5분 후에 듀라는 릴리즈 된다. 이처럼 작은 노력으로 인체를 놀랍게 변화시키는 과정을 볼 수 있다. 이 때 계단식 호흡을 하면 임파를 펌핑하여 임파에 산소를 원활히 공급하게 된다. 임파에 산소가 원활히 공급되면 몸이 신선해진다. 그런데 암세포들이 이런 산소를 가장 싫어한다.

혈액이 임파로 원활히 공급되면 혈액에 증가한 산소가 다양한 능력을 발휘한다. 몸의 온갖 질병을 퇴치하는 전사와 같은 일을 하는 것이다. 우리는 다만 피시술자의 몸에 부드러운 접촉을 하였을 뿐인

데 놀라운 일이 일어난 셈이다. ADHD 역시 우리의 요법을 통해 정복할 수 있다. 우리는 다만 믿고 시도할 뿐이다. 혜택을 받는 사람은 이러한 믿음을 선택한 바로 당신들인 것이다.

앞에서 언급한 후두골은 아주 중요한 부위다. 후두골에는 승모근과 더불어 인체의 중요한 반사점(reflex point)이 존재한다. 흔히 양쪽 귓불을 연결한 라인(양쪽 귓불을 상단과 하단에서 선을 긋고 이것을 삼등분한 선)으로 후두골 라인이라고 한다.

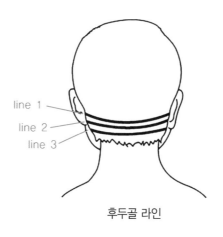

후두골 라인

맨 위쪽이 라인1, 가운데가 라인2, 밑이 라인3이라 할 수 있다. 외후두 융기에서 유양돌기 사이를 일곱 개의 구역으로 나누어 촉진한다. Line1은 뇌의 수막인데 목, 등(척추), 요추와 소통한다. 외후두를 중심으로 라인의 위치를 찾아 촉진한다. Line2는 척추 및 내장 부분인데 이것은 등, 요추, 천골(꼬리뼈)과 소통한다. 외후두 융기 부분에서 유양돌기를 중심으로 라인의 위치를 찾아 촉진한다. 그리고

Line3은 척추인데 이것은 등, 요추, 경추(목)와 소통한다. 소통한다는 것은 우리가 이 부위를 접촉할 때 상호 연결되어 있어서 문제를 해결할 수 있다는 반사점이라고 할 수 있다.

우리는 접촉을 하면서 Line1 부위를 손톱으로 긁어본다. 긁을 때 통증이 느껴진다면 문제가 시작되었다는 의미다. 그리고 Line2 부위를 손톱으로 긁어서 통증이 느껴진다면 중증으로 악화되고 있다는 것을 보여주며 Line3 부위를 손톱으로 긁어서 통증이 느껴진다면 병의 말기에 이르렀다는 것을 의미한다. 우리는 이런 원리를 통해서 각 부위에 따라 접촉을 시도한다.

3. 에너지가 중요한 시대

동양의 고전이나 양생(養生)에 관한 교본에도 인체의 부작용에 대해 대부분이 몸이 무너진 것이라고 기술하고 있다. 중국의 도가에서는 이것을 주화입마(走火入魔) 즉, 몸속의 기가 뒤틀려 통제할 수 없는 상태라고 한다. 여기서의 몸은 형(形)의 의미다. 형이라고 칭하는 까닭은 신(神) 즉 정신적인 부분과 특별히 다름을 강조하기 위함이다. 몸의 질환은 두개골 계통 및 천골 계통의 변형과 뇌척수액의 순환장애가 근본요인이라는데 이견(異見)이 없다. 뇌의 원활한 움직임은 무엇보다 중요하다. 1900년 초가 되어 서방국가에서는 해부학을 연구하면서 그간 뇌를 몰랐다고 한탄했다. 두개골이 움직이고 있었던 것을 깨달은 것이다.

뇌척수액의 생성과 움직임, 순환주기, 배출 등 전체과정이 원활해야 한다. 이런 학문이 우리가 말하는 CST의 근간인데 국내에 도입된 지는 겨우 30여 년 정도 되었다. 필자는 국내는 물론 아시아의 선봉에 서서 황무지나 다름없는 대체의학계에 CST를 연구하고 임상하며 교육과 홍보를 병행해 왔다. 무엇보다 한국적 상황에서 지난 30여 년 동안 많은 임상을 얻어왔다는 사실은 미래의 가능성을 높게 예상하고 있다는 반증이다. 서양에서는 이미 이 분야가 에너지 의학으로 분류되어 연구가 진행되어왔다.

임신 중 태내 환경은 아주 중요하다. 수정 후 배아기 8주간에 모든 기관과 조직들이 자리를 잡아간다. 나머지 태아기 32주 안팎의 임신 기간에 성장과 발달, 장기들의 섬세한 정비가 이루어진다. 만약 임신 8주 전에 문제가 일어난다면 기형아를 유발할 가능성이 높고 임신 8주 후에 문제가 발생한다면 미숙아를 유발할 가능성이 높은 것이다.

그리고 출산 시 난산을 통해 아이에게 나타나는 출산 장애 또한 무시할 수 없다. 난산으로 인한 두개골의 압박은 많은 문제를 일으킨다는 것을 앞에서 언급했다. 제왕절개로 인한 급격한 양수내 압력 저하는 경우에 따라서 태아가 바깥세상으로 나오면서 신체적, 정신적 장애를 일으키는 것으로 알려져 있다. 유도분만의 과정에서 약물로 인한 문제 역시 무시할 수가 없다. 태아 때부터 약물에 중독된다면 아이의 삶은 불행이 아닐 수가 없는 것이다.

우리의 임상에 의하면 이런 환경에 노출된 아이들은 척추측만 장애, 주의력 결핍과 과잉행동 장애, 집중력 부족, 학습장애, 틱 및 이비인후과적 장애 등으로 연결된다. 그리고 예방접종의 문제를 들 수 있다. 생후 두 달까지 아이에게 맞춰야 할 주사가 6가지 정도로 알려져 있다. 아이의 면역이 생기기도 전에 무려 26회 정도의 주사를 맞아야 한다. 중요한 점은 예방주사의 내용물에 수은이 함유되어 있다는 점이다. 약이 변하지 않도록 멸균작용을 하는 중금속 방부제인 것이다. 수은 등의 중금속이 우리 몸속에 쌓이면 배출이 쉽게 되지 않는다. 이러한 수은 등 중금속은 자폐증, 아토피의 원인이 되기도 한다.

외상후 스트레스 장애(PTSD) 역시 중요한 문제다. 이것은 신체적인 외상 장애와 감정적인 외상 장애로 분류할 수 있다. 신체적 외상 장애의 경우 피로와 식욕감소 등으로 나타날 수도 있고, 감정적인 외상 장애의 경우 충격, 분노, 공포, 무기력 등을 동반한다.

두개천골의 구조적 변형은 모든 질병과 질환의 잠재적인 원인이라 할 수 있다. 우리는 거의 30년 임상을 통해 많은 결과를 얻었다. 하지만 과학적으로 뒷받침할 수 있는 본격적인 연구의 단계로 진입하지는 못하고 있다. 건강한 삶을 위해 동서양의 방법론적 차이를 인정하고 집중적인 심층연구가 필요한 영역이라 하겠다. 인류 역사 이래 뇌에 대한 비밀들이 밝혀지기 시작한 것은 50년도 채 되지 않았다. 미지의 뇌를 판독할 수 있는 핵자기공명장치(MRI)의 실용화는 1973년의 일이다. 동양학에서 형(形)은 바탕이고 신(神)은 작용이라고 한다.

두개천골의 치료는 손으로 만지면서 느끼는 과정이다. 즉 느낌으로 이러한 조화의 리듬을 파악할 수 있는 고도의 훈련이 필요한 것이다. 우리의 손 특히 손끝의 접촉은 매우 예민하며 두개골의 움직임이 제한되어있는 특정 부위를 찾아내야 한다. 미세한 느낌으로써 우리는 문제점을 감지해야 한다. 그래서 CST는 집중력이 생명인 것이다.

두개골의 움직임은 여러 가지에 의해 영향을 받는다. 물리적인 충격, 관절의 경직, 인체 부위의 기능 이상 등으로 움직임에 문제가 발생하는 것이다. CST는 이렇게 중요한 문제를 돕는 역할을 한다. 과하거나 무리한 힘을 가하지 않고 운동 방향으로 따라가며 돕는 방식이다. 그래서 CST는 절대 무리한 힘을 가하면 안 되는 것이다.

우리는 두개골의 관절 봉합선, 뇌척수막, 신경 반사점 등을 중요하게 관찰한다. 접촉을 통해 느끼고 파악하는 것이다. 뇌의 기능을 이해하고 인체의 해부 및 생리에 대해 이해를 높이는 태도가 요구되는 영역이다. 두개골과 천골계의 움직임은 인체에서 발생하는 모든 문제의 원인이 되며 모든 질병의 원초적 바탕이 된다. 유연성이 생명인데 나이가 들어가면서 움직임이 둔화한다.

두개천골요법은 누구에게나 필요한 요법이다. ADHD는 물론 다양한 질환과 인체의 문제에 긍정적인 영향을 미친다. 우리는 이해를 돕기 위해 여기에서 간략히 그 효과들을 정리해 보겠다.

- 자율신경계의 균형을 유지

- 면역체계의 강화

- 내분비계의 균형을 상승

- 신체와 정신, 영혼의 통합

- 심신의 이완

- 우뇌와 좌뇌의 균형을 유지

- 결합조직내 유착의 용해

- 뇌척수액, 심혈관, 림프, 세포 등의 강화

- 주의력 결핍, 과잉행동 장애에 효과적

- 열을 내리고 자가치유능력을 활성화

- 자폐증, 틱장애에 유익

- 발달장애아, 학습장애아, 얼렌 증후군 등에 효과적

- 인체기관, 근골격계 기관의 강화

- 뇌와 척수, 신경막 조직의 긴장완화

- 무의식의 소통 작용

- (특히) 편두통, 두통, 우울증, 출산장애 탁월

- (특히) 뇌손상, 불면증, 좌골신경통 탁월

- (특히) 편타증 즉 교통사고 등 경추골 및 연골손상에 탁월

- (특히) 만성통증, 류마티스 관절염 완화

　　이렇듯 CST의 효과는 여러 질환에서 매우 탁월하다. 마치 만능인 것처럼 보이지만 우리는 실제 위에 언급한 분야에 여러 임상을 경험했다. 과거에는 이러한 내용을 몰라서 고통과 죽음이 운명으로 치부되었다.

4. 두개골 석회화의 문제

두개골의 석회화(calcification)는 뇌에 발생하는 과산화 지질로 모든 질환의 원인이다. 석회화를 통해 뇌척수액의 순환장애를 일으키며, 두개골 내의 압력이 상승한다. 그리고 내분비 호르몬 장애를 유발하고 신경전달물질의 불균형도 초래한다. 천골(엉치뼈) 역시 석회화 때문에 기능적 장애를 유발한다. 이러한 영향들이 우리가 겪는 장애의 생리학적 증상이며 원인이라 할 수 있다.

뇌척수액은 좌우 뇌실과 맥락총에서 주로 만들어진다. 뇌척수로는 호르몬의 전달과 신경전달물질의 운송에 필요한 내부 순환용 수로라고 할 수 있다. 뇌척수액은 뇌에 부력을 제공하고 뇌 조직으로부터 체액의 배출 또는 생화학적 물질의 전달에 기여한다. 면역력 유지와 노폐물 청소, 호르몬 수송, 영양공급, 염증 제거, 출혈이나 종양 제거 등에 영향을 미친다.

두개골의 석회화는 뇌압의 상승에 영향을 미친다. 머리로 통하는 혈액의 유입은 좌우 경동맥과 추골동맥이고 혈액의 배출은 경정맥을 통해서 일어난다. 정맥의 혈관 직경은 동맥보다 가늘고 교감신경의 지배를 받는다. 따라서 스트레스가 지속적으로 전달되면 혈관은 좁아지고 혈액의 유입과 배출의 균형이 깨진다. 두개골의 구조적 기능에 변형이 오면 뇌하수체의 석회화 현상이 일어나게 된다. 두개골의 경직은 바로 두개골의 구조적 기능의 이상과 뇌 기능의 퇴화를 의미한다. 뇌하수체에서 전반적인 관리를 하는데 내분비 호르몬의 조절에 지장이 생기면 전신의 내분비기관에 영향을 미친다.

또한 신경 전달물질의 불균형이 발생한다. 위에서 언급한 것처럼 구조적 기능의 변화는 신경 섬유들을 자극하여 뇌 경막 시스템의 긴장과 뒤틀림을 유발한다. 이러한 만성적 불균형의 지속 현상은 결국 부교감신경계의 항진을 초래한다. 신체적 부조화와 뇌 기능 장애를 촉진하게 되며 신경 전달물질의 생성과 배출, 전달에 이상을 초래한다. 이는 자율신경계의 조절작용에 문제를 가져온다. 건강한 뇌와 신체를 위해서는 교감신경과 부교감신경의 조화가 반드시 필요하다.

천골의 석회화 역시 무시할 수 없다. 두개골의 변화는 바로 골반의 변화와 직결된다. 이것은 장골과 천골의 긴장 발생으로 점차 석회화되어 뇌척수액의 흐름에 커다란 영향을 준다. 골반 내부로 흐르는 혈액의 장애는 하복부의 냉증, 부종, 팔 저림증, 하지 기능 장애 등을 유발한다. 임산부의 영양부족, 산후풍, 골반의 뒤틀림 역시 서서히 몸을 망가뜨린다. 일반의학으로 이런 문제를 해결하기란 결코 쉬운 일이 아니다. 그런 점에서 CST는 21세기 최고의 자연요법이라 할 수 있다.

ADHD는 다양한 증상으로 나타난다. 나이의 정도, 세대, 가족의 상황 등에 따라서 어떤 특정한 증상이 두드러질 수도 있다. 대개 ADHD를 앓고 있는 사람들은 약물을 복용하고 있는데 약물 복용 이후 증상이 좋아지면 치료가 되었다고 믿는다. 하지만 약물 복용을 통한 변화는 일시적인 변화일 뿐이다. 그래서 이런 질환을 앓고 있는 아이들이나 성인을 위해 꾸준히 CST를 시도할 필요가 있는 것이다. ADHD를 앓고 있는 사람들은 특히 가족의 도움을 받으며 전적으로 가족에게 의지하는 경우가 많다. 어떤 연구자들은 환자가 가족의 도움을 받았을 때 가장 안정성을 보인다고 말한다. 그런데 가족에게 너무 지나치게 의존하다 보면 여러 행동에 있어서 많은 어려움이 뒤따른다. 즉 아동기나 청소년기를 지날 때 필요한 또래 집단과의 원만한 관계를 맺지 못한다는 것이다. 부모 중에 어느 한쪽이 ADHD를 앓고 있는 경우에는 이런 경향이 더욱 두드러진다는 연구가 있다.

5. ADHD와 다양성

ADHD는 자제력의 부족이 가장 큰 문제이다. 특히 청소년의 경우 자기 통제가 매우 어렵다. 자신을 직접 통제하지 못하면 당사자는 고민에 빠진다. 순간을 참지 못하고 동료에게 화를 냈던 사실에 대해 반성하는 경우도 있지만 이런 일들이 반복된다. 아동이나 청소년기에 과격해 보였던 행동은 결혼하여 배우자를 만나서도 되풀이되는 것이다. Barkley란 사람은 ADHD의 근본 이유가 어쩌면 자제력의 부족일지도 모른다고 말한다. 우리는 ADHD를 치료하기 위해 복용하는 약물로 인하여 자폐증으로 전환되는 경우를 많이 보았다.

ADHD는 아이를 제대로 돌보는 방법의 미숙이 원인인 경우도 많다. 이것은 어떤 면에서 많은 사람들이 겪는 공통점과 맞닿아 있다. 지금 세대의 부모는 핵가족화 세대이며 그 안에서 경험하고 익힌 것을 자신의 아이에게도 적용하고자 한다. ADHD 아동들은 일종의 피해자가 되는 셈이다. 부모가 겪은 것을 아이도 겪고 부모가 느꼈던 것을 아이도 느낀다. 다른 가족 구성원도 역시 이런 상황에 노출되었다면 ADHD적 성향을 보일 가능성이 매우 높다. ADHD의 가정에서 자란 형제들은 많은 경우에서 어른이 되어서도 그런 영향을 받는다는 점이다. 그래서 CST를 익혀서 가족끼리 시도하도록 권장하고 있다.

6. ADHD와 사회성

ADHD 환자들이나 이런 환경에 노출되어 있는 사람들에게는 공통적으로 사회성이 낮은 면이 있다. 사회성이 낮기 때문에 다른 사람의 입장을 이해하기 어려운 경우가 많다. 자신의 행동이 다른 사람에게 어떤 영향을 미치는지 공감하지 못한다.

ADHD를 앓는 사람의 결혼생활에서 나타날 수 있는 경우를 살펴보자. 남편 될 사람이 ADHD인 경우도 있고, 아내 될 사람이 ADHD인 경우도 있다. 물론 둘 다 ADHD인 경우도 있다. ADHD성 부부는 상대방을 이해하려는 노력이 부족하다. 아내는 남편을 이해하지 못하고 남편은 아내를 이해하지 못하며 서로 어리광을 부리는 듯한 행동을 한다. 서로에게 의존적이며 자존감이 매우 떨어져 있다. 자신들이 ADHD를 앓고 있다는 사실을 전혀 인식하지 못한 채 삶을 살아온 사람들도 많다.

ADHD 환자들도 잘되지는 않지만 사회성을 원한다. 그런데 문제는 자기보다 똑똑한 친구를 만나지 못하는 경우가 많다. ADHD로 자존감이 낮은 아이는 자기보다 자존감이 더 낮고 덜 똑똑한 친구를 선택하고자 한다. ADHD를 앓고 있는 어른의 경우 자식을 양육하면서 많은 문제에 봉착한다.

일반적인 가족과는 크게 구별이 될 정도인데 우선적으로 대화가 부족하다. 그러다 보니 부부 사이의 정이 덜 느껴진다. 부모의 역할을 모르고 서로 믿지 못하는 경우가 많다. 이런 것들은 감정을 예민하게 하며 폭력으로 나타날 수 있다. 우리는 간혹 텔레비전에서 어른들의 이혼에 관한 프로그램을 본다.

그 프로그램에서 보면 이혼한 사람들이 하나같이 상대의 ADHD에 대해 전혀 인식하지 못했다는 것을 고백한다. 상대가 ADHD 장애가 있다는 것을 알았더라면 충분히 이해하고 극복했을지도 모른다며 안타까워한다. 우리는 젊은이들이 상대방과 폭넓은 대화를 하도록 권장한다. 깊은 심층적 대화를 하면 자기들 스스로 어떤 문제가 있다는 것을 인정할 수 있는 순간을 만날 수 있다.

제7장 ADHD 극복을 위한 심화학습_2

1. 인체의 신비

심장이 멈추면 사람은 죽는다. 휴식할 때도 부지런히 일하는 곳은 바로 심장이다. CST는 인체의 움직임이 원활하도록 돕고 심장이 끊임없이 뛰도록 한다. 인간의 생명을 좌우하는 물질은 여러 가지가 있다.

공기 중의 산소를 3분만 차단하면 사람은 죽을 수밖에 없다. 우리는 CST를 통해 인체 세포 37 조개를 활성화시킨다. 16만 km의 혈관에 혈액이 원활하게 순환하도록 돕는다. 4만 km의 지구 4바퀴 거리에 이르는 혈관, 혈관과 긴밀한 관련을 이루는 세포는 인체의 엔진과 같다. 이러한 엔진을 쉬지 않고 작용하도록 하는 것이 심장이다.

심장은 하루에 10만 번 뛴다. 태어나서 죽을 때까지 뛰어야 하는 운명을 지닌 심장은 힘차게 혈액을 뿜어 신체의 말단인 발가락의 실핏줄까지 혈액을 공급한다. 이렇게 혈액을 심장에서 강렬하게 뿜어내고 몸의 곳곳까지 흐르게 하며 마지막 발끝의 핏줄까지 혈액이 흐르도록 하는 것은 산소의 힘이다.

높은 산에 올라가면 산소가 부족하다. 부족한 산소 탓에 심장은 더욱 열심히 일해야 한다. 산소가 부족하기 때문에 심장은 부족한 산소를 실핏줄까지 보내려고 더 열심히 뛰어야 한다. 이렇게 몸속의 혈액은 16만 km를 이동한다. 정맥과 동맥이라는 혈관 속으로 흘러간다. 혈액은 동맥을 타고 내려가며 정맥을 타고 거슬러 올라간다.

운동을 하면 심장 주변의 동맥이 확장된다. 심장은 심장 안으로도 혈액을 내뿜는데 인체의 장기(臟器) 가운데 유일하게 자가발전을 한다고 한다. 그런데 문제는 열심히 일해야 하는 심장에 문제가 발생한다는 점이다. 심장은 재생되지 않는다는 약점이 있다. 심장은 1분에 5~6리터의 혈액을 뿜어낸다. 심장이 강해야 하는 이유다. 심장 주변에 강한 근육을 준 것도 이런 연유에서 비롯한 것이다. 혈액은 80% 이상이 적혈구로 구성되어 있는데 이러한 적혈구가 혈액을 빨아들인다.

태아는 산모의 뱃속에 있을 때 양수에 떠 있고 심장에는 4만 개의 뉴런이 있다. 심장은 감정 상태와 연결되어 있는 것으로 알려져 있다. 심장 안에는 미주신경이 있는데 매일 몇십 만개의 뉴런이 감정소통의 직무에 가담한다. 심장은 자기교정 능력이 있다. 우리는 CST를 통해 심장을 단련시킨다.

사랑의 호르몬이라는 옥시토신을 우리는 흔히 신경전달물질로 알고 있다. 뇌하수체 후엽에서 분비되는 신경전달물질이다. 산모가 아이를 낳을 때 옥시토신의 양이 증가하여 자궁을 강력하게 수축, 이완시킨다. 이것은 출산이 끝나면 종료되는 것으로 알려져 있다. 출산이 끝난 이후에는 사랑이나 감정의 행위를 통해 분비된다. 가족과 사랑을 나누고 연인과 사랑의 행위를 나눌 때 분비된다. 산모가 아이에게

모유 수유를 할 때도 옥시토신이 분비되는 것으로 알려져 있다.

임산부가 사랑의 행위를 할 때 지나치게 유두를 자극하면 옥시토신을 강제로 분비시켜 조기 출산을 하기도 한다. 옥시토신은 이런 기능 외에도 남을 돕는 행위, 남과 협력하는 행위, 모성애를 느끼는 일에 관여한다. 우리는 ADHD 환자들에게 CST를 시도함으로써 감정의 안정을 도모하고 사회성을 익히는 데 도움이 되도록 하고 있다.

인간의 간(肝)은 몸이 활동할 수 있는 에너지를 저장하고 있다. 에너지 저장고가 바로 간이다. 우리가 음식을 섭취하면 간에서 해독을 담당한다. 음식을 제대로 먹지 못하면 글루코스 수치가 떨어진다. 단당류인 하얀 결정의 글루코스는 물에 잘 녹는다. 그리고 생물계에 널리 분포되어 있다. 생물 조직 안에서 에너지원으로 소비되는 것이다.

글루코스 수치가 낮으면 신경질적으로 변한다. 이 경우 아드레날린의 분비량이 많아지고 부신에서 분비되는 주요 호르몬인 코르티졸 수치 역시 높아진다. 그러면 분노와 화를 촉발한다. 또한 음식을 섭취하지 못해 허기가 지면 화가 나고 짜증이 높아진다. 이때, 시상하부는 코르티졸의 양을 조절하는 역할을 수행한다. 부신피질에서는 하루에 20~30mg의 코르티졸이 분비되도록 조절하고 있다. 우리는 이처럼 엄청난 인체의 신비를 모른 채 살아가고 있다.

약 2m2의 피부에는 면역세포가 약 1천만 개가 들어 있다. 피부가 자외선을 막아주고 외부물질로부터 공격을 막아내는 역할을 할 수 있는 것은 면역세포 덕택이다. 피부는 자체적으로 기억을 유지한다. 사고나 외력에 의해 다쳤을 때의 상황을 피부는 기억하고 있다. 인간의 몸은 자체의 치유력을 지니고 있다. 우리의 피부에서는 1분당 4만여 개의 세포가 떨어져 나간다. 그리고 떨어져 나간 세포의 자리에는 다시 새로운 세포가 생긴다.

피부에는 신체적 접촉에 사용되는 기계적 수용체가 있다. 인체의 정보는 척수를 타고 올라가서 뇌로 향한다. 뇌는 기억하고 있다. 모든 기억이 사라졌다고 해도 주위에서 어떤 상황이 발생하면 이 상황이 계기가 되어 몸이 기억하고 있는 기억을 끌어낸다. 뇌는 항상 자신의 기능을 최적화하려는 속성을 지니고 있다. 통증을 줄이고 스트레스를 애써 줄이려고 하는 것이다.

우리의 접촉은 두개골의 움직임을 크게 한다. 두개골의 움직임이 작아져 있으면 몸은 정상이 아니다. 우리는 CST를 통해 움직임을 느끼며 움직임이 크게 느껴지면 우리는 이미 전문가 못지않은 테라피스트가 된 것이다. 그러기 위해서 우리는 피시술자와 접촉하고 있을 때 모든 신경을 예민하게 열어놓아야 한다. 그래야 예민한 움직임, 감촉을 느낄 수가 있기 때문이다.

후두골과 접형골 사이에는 측두골이 있다. 그런데 측두골이 안으로 밀려서 발생할 수 있는 모습이 자폐증임을 우리는 임상을 통해 알고 있다. 자폐증 환자들에게 일반적으로 발생한 모습이 바로 측두골이 안쪽으로 들어가 있는 모습이다. 즉 서블락세이션이라는 것인데 일종의 아탈구라 할 수 있다. 우리는 자폐증은 물론 뇌성마비, ADHD 등도 이와 같은 맥락에서 이해하고 있다. 그래서 우리가 이런 문제를 지닌 아이나 어른들을 위해 시도하는 것이 CST 10단계와 SER, V-spread, 연상 및 대화 그리고 그 부속 요법들이다.

우리 주위에 특히 많이 우는 아이들이 있다. 이런 아이들은 십중팔구 두개골의 문제와 관련이 있다. 심하게 울고 호흡도 힘들게 한다. 똥이나 오줌을 제대로 가리지 못하고 심하게 토하기도 한다. 근육이 늘어져 있기도 하고 글씨를 읽는 것도 어렵다. 이런 아이들은 두개골 치료를 하면 해결되는 경우가 많다. 특히 책을 잘 읽지 못하는 아이들은 절반이 측두골과 후두골의 문제로 밝혀졌다. 우리는 CST를 통해 뇌성마비, 자폐증, 과잉행동 장애 등을 치료하면서 두드러진 성과를 올렸다. 통증으로 괴로워하던 아이가 갑자기 통증이 사라지는 경우가 있는데 이것은 우리의 접촉을 통해 몰핀 같은 물질이 생성된 것이다. 자폐증의 아이들이 자신의 머리를 벽이나 책상에 박거나 부딪히려고 하는 것은 자신의 두개골을 움직이기 위한 본능적인 행동이다.

2. ADHD에 위험한 두개골

아이들에게 가장 많이 발생하는 ADHD는 접형골, 측두골의 문제이다. 그런데 접형골, 측두골은 또한 다른 여러 부위의 문제까지 유발한다. 우리는 세션을 통해 측두골과 접형골을 아주 중요하게 다룬다. 인체의 흉강, 복강 부분은 특히 측두골, 접형골과 긴밀한 관계를 맺고 있다.

언어장애, 학습장애, 성격장애 등의 문제가 이곳에서 일어난다. 만약 이런 부분에 문제가 있다고 생각하면 뒤에서 제시하는 CST 10단계와 그 부속 요법들을 병행해주면 놀라운 효과를 얻게 될 것이다. 우리는 두개골 속의 뇌를 아주 중요하게 여긴다. 뇌의 무게는 체중의 2% 정도밖에 되지 않지만 몸에 필요한 산소량의 20%를 사용한다. 그리고 뇌에 공급되어야 하는 혈액이 10초만 정지해도 혼수상태에 빠지게 된다. 우리는 CST를 통해 혈액이 원활하게 돌고 뇌의 기능이 원만하게 유지하도록 한다.

우리는 CST 접촉을 시도하는 과정에 피시술자의 입천장을 향하도록 엄지손가락을 깊이 밀어 넣을 것이다. 깊숙이 밀어 넣고 피시술자로 하여금 세게 빨아달라고 요청할 것이다. 여기에서 빠는 행위는 두개골의 움직임을 촉진하기 위한 동작이다. 우리는 오직 손의 접촉으로 모든 질환을 진단하고 치유가 되도록 집중한다. 어린애들에게 나타나는 자폐증, 심한 정신장애, 심한 우울증 등의 공통적인 모습이 컴팩션 서블락세이션이다. 서블락세이션에는 다양한 종류가 있지만 특히 위의 질환에 공통적으로 보이는 모습이 컴팩션 서블락세이션인 것이다. 컴팩션 서블락세이션은 압력에 의해 발생하는 장애 현상을 의미한다. 예를 들어, 근육이 아주 심하게 압박받았다면 근육 내부로 공급되는 혈액의 공급 역시 원활하지 못한다. 이럴 경우, 근육 자체의 영양에 문제가 생기고 산소 공급 장애를 불러온다. 근육이 눌려 있으면 당연히 혈액순환 장애가 발생하는 것이며 통증 역시 발생한다.

인체에는 통각 신경이 있다. 아픈 감각을 느끼는 신경이다. 통각 신경은 몸 전체에 퍼져 있다. 여러 종류의 긴장감, 뜨거움, 화학물질 자극 등을 감지한다. 두통, 경추 통증, 이마의 통증, 안면 통증, 어깨 통증 등을 우리는 CST를 통해 다스린다. 혈액순환 및 자율신경 기능의 회복 역시 CST의 장점이라 할 수 있다.

인체에서 뇌간은 매우 중요하다. 생명을 유지하는 부분이다. 뇌와 척수를 연결하는 곳으로 중뇌, 간뇌, 연수, 교뇌의 복합어다. 두뇌의 가장 기본이 되며 가장 깊은 곳에 위치하고 있다. 간뇌는 특히 척추동물의 전뇌(前腦)에 속한 부분으로 시상, 시상상부, 시상하부, 시상후부로 나누어진다. 시상에서 감각 정보를 읽어 대뇌로 전달하는 기능을 하고 있다.

뇌간은 호흡 등의 생명 유지와 직접적으로 관련되어 있다. 간뇌는 무의식의 통제를 받기 때문에 다른 뇌보다 훨씬 반응속도가 빠르다. 만약 뇌간이 파괴된다면 바로 죽는다는 것을 의미하는 것이다. 만약 업무나 학습 등에 집중하기 어렵다면 뇌가 피곤하며 늙었다는 의미다. 청반이라는 부위는 중뇌의 위쪽에 달라붙어 있는데 행동조절에 영향을 미친다.

이것은 노화의 징후이기도 한데 알츠하이머 같은 질병으로 이어질 수도 있다. 청반(靑斑:locus coeruleus)은 중뇌의 천장 밑에 있는 한 쌍의 소체로서 뇌의 곳곳으로 퍼지도록 하는 뉴런들이 모인 곳이기도 하다. 청반 부위에 문제가 생기면 우울증, 공황장애, 과잉행동 장애 등을 촉발할 수도 있다. 따라서 우리는 CST를 통해 뇌간의 기능이 안정화 되도록 노력하는 것이다.

우리는 이와 같은 질환 특히 ADHD 질환이 발생하거나 의심이 되는 경우 더욱 심도 높은 테라피를 시도한다. 인체에서 두개골은 가장 중요한 영역이지만 두개골 가운데서도 특히 측두골은 특별한 성질이 있다. 측두골만이 네 군데의 경계면 봉합을 갖고 있다. 그래서 측두골 활성화가 매우 중요한 것이다. 측두골은 접형골보다 후두골의 영향을 더 많이 받는다. 두개골에 발생하는 모든 문제는 바로 이 측두골에서 비롯한다고 해도 과언이 아닐 것이다.

3. 림프(임파) 펌핑법

우리는 림프가 원활하게 흐르도록 림프 펌핑을 한다. 림프펌핑은 우리의 호흡이 정상이 아닌 상태에서도 정상작동을 하도록 강제하는 방법이다. 이것은 횡격막의 움직임과 관계가 있는 것으로 미시간 주립대 존 어플레저 박사는 이것을 두개천골계의 반폐쇄적 수력학체계와 동일한 현상으로 이해하고 있다. 뇌척수액이 반폐쇄 수력학체계를 원리로 순환하고 있는 것과 마찬가지로 흉부 횡격막에도 림프가 이런 원리로 순환을 하고 있다는 것이다.

임파펌핑법의 원리는 머리 쪽에 서서 갈비뼈를 지그시 눌러서 밀면 갈비뼈가 쭉 밀리면서 폐 속의 숨이 빠져나간다. 갈비뼈가 눌려 그 압력으로 숨이 빠져나가는 것이다. 이런 동작은 날숨 상태가 된다. 이때 복부 횡격막은 위로 당겨지고 복부는 상대적으로 수축한다. 숨을 내쉬었으니 배는 홀쭉해야 정상이다. 그런데 대부분 이런 과정이 제대로 되지 않는 것이다.

우리는 이런 문제를 해결하기 위해 임파펌핑을 한다. 가슴을 1초 혹은 2초 정도 저항하듯 누른다. 그러면 숨을 쉬려고 해도 잘 쉬어지지 않는다. 이렇게 압박 작용을 하다가 상체를 일으키며 순간적으로 손을 떼면 흉곽은 제자리로 돌아가면서 숨이 훅 들어온다. 이제 들숨 상태가 되는 것이다. 가장 중요한 것이 바로 이 대목이다. 우리는 임파펌핑 대신 계단식 호흡법을 할 수도 있다. 계단식 호흡법은 혼자

할 수 있으며 스스로 헉, 헉, 헉하며 들숨을 쉬고 훅, 훅, 훅하며 날 숨을 쉬는 방식이다.

결과적으로 흉곽은 확장되고 횡격막은 내려가고 그 압력으로 배 〔腹〕는 남산만큼 불러온다. 바로 이때, 반작용에 의해 임파 찌꺼기가 위쪽으로 확 배출되는 것이다. 이것이 바로 반폐쇄적 수력학 체계이다. 노폐물이 갈비뼈 정중앙선을 타고 상부로 빠져나가 림프순환의 정체가 풀리고 정상적인 순환이 일어나는 것이다.

림프가 적체되어 있다면 이는 한마디로 쓰레기 중간 적치장(積置場)이 되는 것이다. 썩은 냄새가 진동하고 산소 부족으로 림프암이 발생할 수도 있다. 그러므로 림프 펌핑으로 순환시켜 우리 몸에서 발생할 수 있는 사고를 미리 처리하는 것이다. 갈비뼈는 중요한 내부 장기를 보호하고 있다. 폐와 심장 등은 어떤 공격에도 뚫려서는 안 된다. 심장은 횡격막과 아주 긴밀한 위치에 있다.

심낭은 심장의 기능을 대행하고 심장을 보호하는 장기(臟器)다. 놀부 심보에서의 심보라는 말은 바로 심낭을 말하는 것이다. 심낭에는 심낭액이 들어있어서 심장의 마찰열을 흩어지게 한다. 심낭의 아래쪽이 바로 횡격막의 위쪽과 맞닿아 있다. 그래서 횡격막이 움직이면 심낭막도 따라서 움직인다. 심낭에 적체된 열은 제각기 흩어져서 심낭이 안정되는 것이다. 심장에 문제가 있는 사람들은 계속 임파펌핑을 하면 몰라보게 좋아진다.

앞에서도 잠깐 언급이 되었지만 ADHD는 정의하기 어려운 분야이다. CST의 경우에도 이런 질환에 관한 이론이 정립된 것이 오래되지 않았다. ADHD는 진단 자체도 어렵다. 다시 한번 강조해본다면 부주의의 상황, 충동성의 정도, 과잉행동의 책임성 등을 특성으로 하는 장애라는 것이다.

그리고 대체로 이러한 현상은 7세 이전에 진단되며, 두 가지 이상의 상황 즉 가정이나 학교, 사회에서 발생하고 최소 6개월 이상의 지속성을 보여야 한다. 그래야만 ADHD라는 질병으로 진단을 내릴 수가 있는 것이다. 진단이 어려운 것은 ADHD 진단 기준을 충족해야 하고, 적어도 두 곳 이상에서 발견되어야 하며, 다른 유사한 증상이 많기 때문이다.

우리가 ADHD를 중요하게 생각하는 것은 이차적인 문제 때문이다. 나이가 들면서 약물치료 등을 통해 증상은 어느 정도 호전될 수 있다. 그러나 이러한 증상 탓에 정서 문제, 사회문제로 번진다는 점이다. 이런 질환에 오래 노출된 아이들은 다른 심각한 문제를 유발한다. 타인에 대한 적개심을 갖기도 하고 사회집단에서 일탈하기도 한다. 심지어 남을 향해 공격성을 보이거나 절도나 폭행 같은 범죄행위를 저지르기도 하는 것이다.

이런 부차적인 행위들이 일차적인 문제를 더욱 심각하게 만든다. 이런 일이 반복되면 성인이 되었을 때 반사회적 성격으로 정형화된다. 이런 문제를 예방하기 위해 다양한 치료방법이 등장하고 있다.

아이가 중심이 되는 치료 즉 약물치료, 행동 치료, 사회훈련, 행동 조절훈련 등이 일차적인 방식이다. 그리고 이차적인 방식으로는 당사자가 아닌 주위의 도움이 필요하다. 부모, 가족, 집단의 이해와 배려가 관건인 것이다. 특히 부모나 가족의 역할이 누구보다 중요한 부분이라 할 수 있다.

우리는 ADHD와 관련한 질환으로 상담을 하고 진단과 촉진을 동시에 진행한다. 그래서 되도록 당사자와 가족이 함께 참여하기를 요청한다. 악순환이 반복되지 않도록 회오리바람처럼 휘말려 드는 환경을 미리 차단하기 위해서다. 가족의 동참은 피시술자에게 안정감과 자신감을 갖게 하고 시술자로서도 안정적으로 시도할 수 있기 때문이다.

4. 신생아와 산모에 대한 CST 세션

우리는 특히 신생아 출산에 대한 기본적인 검증의 절차가 필요하다는 것을 강조하고자 한다. 두개골과 안면의 비대칭성을 관찰하고 입천장과 호흡 반사(산소 흡입, 이산화 탄소 배출)의 강도를 관찰한다. 그리고 신생아가 어떤 모습으로 잠을 자는지 관찰한다. 다양한 관찰을 통해 후두골 과상돌기의 압박 상태를 파악한다. 후두골 과상돌기의 압박은 주의 산만한 행동과 연관이 깊다. 그리고 측두골을 살펴본다. 측두골 장애는 독서 장애를 가져오며 갑작스런 공포심 역시 이런 장애와 문제가 있다.

우리는 신생아로부터 두개천골계의 움직이는 지점을 찾는다. 그리고 두개골 저층(두개저)의 전후방 감압을 실시한다. 또한 요골, 천골 감압을 실시한다. 긴장된 부위를 찾아 릴리즈 시켜준다는 의미다. 두개골과 천골이 균형을 이루도록 골반과 호흡기 횡격막을 풀어준다. 신생아의 두개골은 매우 말랑말랑할 정도로 부드럽다. 그러므로 출산 시에 조심스럽게 이런 조치를 취해주면 자폐증이나 ADHD의 예방에 효과적인 것이다. 우리는 CST를 통해서 정상적인 생리적 과정을 돕는다.

우리는 종종 CST 이후에 고통이 없고 순조롭게 자연분만을 하는 것을 보았다. 산모는 물론 태아 역시 분만 이후 CST 접촉이 필요하다. 분만 이후 수 분 내에 최초의 치료가 가능하다. 물론 신생아가 어릴수록 시술자의 숙련도가 뛰어나야 한다. 신생아로부터 두개천골 박동을 감지할 수 있어야 한다. 미숙한 시술자는 1년이 지나도 신생아에게 접근하기 어려울 수도 있기 때문이다.

신생아에 대한 CST 시술은 특히 과잉행동, 독서 장애, 발작 증세, 산만한 아이 증후군, 알레르기 등으로 발전되는 것을 막을 수 있다. 그리고 뇌성마비, 척추측만, 치과 교정 등의 문제까지 미리 방지할 수 있다. 산모에게는 호르몬의 균형을 돕고 산후 우울증을 완화해준다. 그리고 골반 기능을 정상적으로 회복시켜 준다. 우리는 출산 후 고혈압에 시달리는 산모에게 몇 번의 CST를 시도하여 문제를 해결한 경험이 있다. 두통의 경우에도 골반의 문제가 영향을 끼친다. CST를 통해 뇌척수액을 활성화하면 두통의 문제가 해결될 수 있다.

아이들에게 CST를 실시하면 광범위한 영역에서 도움이 된다. 우리는 그래서 부모 혹은 다른 가족이 CST를 직접 익혀서 시도해주기를 당부한다. 아이의 심리적 문제, 알레르기, 급성복통 등의 문제도 이 요법으로 해결할 수 있다. 우리는 소화 및 배설의 문제, 과잉 활동성 아이들의 문제, 학습장애 및 독서 장애, 다운증후군, 정신지체아, 뇌성마비, 간질 발작, 자폐증 등이 CST로 치료되는 것을 보았다. 이 요법은 특히 면역력을 높여주기 때문에 홍역, 볼거리, 수두 등에도 효과적이었다. 아이들이 갑작스럽게 열이 오를 때가 있는데 CV4를 몇 분 실시 후 열이 내렸다. 응급차가 도착하기도 전에 아이는 멀쩡했다. 그래서 가족이 직접 배우기를 권고하는 것이다.

그리고 치아를 교정하는데도 우리는 CST를 병행할 것을 권장한다. 우리는 CST를 통해서 턱관절의 변형을 정상화시킬 수가 있다. CST 요법의 효과가 이처럼 극적이다.

5. 아동 청소년 시기의 CST효과

자폐아나 ADHD가 의심되는 아이들에게는 CST를 집중적으로 시도해야 한다. 바로 아동 청소년 시기이다. 우리의 경험에 의하면, 자폐나 주의력 결핍 등으로 CST를 받는 아이들에게 6개월이 지나서 CST를 중단하니 다시 증상이 나타났다. 우리가 CST를 익혀서 가족끼리 시도하는 것을 적극 권장하는 이유이다. 시신경에 영향을 미치는 경막 압박이나 경막 긴장은 CST를 통해 탁월한 효과를 얻을 수가 있다. CST로 얻을 수 있는 가능성은 무한하다. 빨리 시도할수록 얻을 수 있는 효과는 클 것이다.

뇌에 간혹 멍이 드는 것을 우리는 볼 수 있다. 이런 경우 작은 출혈이 문제가 된다. 혈관에서 나와 뇌 조직 안으로 들어간 혈액세포는 뇌의 기능에 문제를 일으킬 수 있다. 혈액세포가 파괴되면서 남은 잔유물이 어디를 자극하겠는가? 당연히 뇌의 조직을 자극한다. 그래서 뇌의 기능에 문제를 유발하는 것이다.

적혈구가 화학반응을 일으키는 과정에서 일부는 쓸개즙을 만든다. 그런데 이 쓸개즙은 매우 자극적이다. 뇌세포의 입장에서 쓸개즙이 얼마나 자극적이겠는지 생각해 보라. 이런 자극에 대해 뇌의 조직은 섬유화(딱딱함)를 통해 대처한다. 뇌의 신경아교세포가 신경 자극의 전달을 방해하도록 섬유화하는 것이다. 바로 이렇게 섬유화된 부분은 이후 제대로 작동하지 못할 것이다. 그 부위가 어느 부위냐에 따라서 장애의 내용 역시 달라질 것이다. 언어 부위라면 언어장애를 가져올 것이다. 두 팔의 운동부와 관련이 있다면 그 운동성에 장애를 가져올 것이다.

적혈구 같은 혈액의 화학반응은 에너지를 발생할 수도 있다. 에너지가 방출된다면 어떤 일이 일어나겠는가. 지금 이 에너지는 당연히 비정상적으로 생긴 에너지다. 그래서 특별히 어디에 사용되는 에너지가 아니다. 이렇게 남아도는 에너지는 발작으로 이어질 가능성이 다분히 있다. 이렇게 보는 의학자들이 많아지는 추세이다. 아이들에게 발생하는 경련, 발작이 이와 관련되어 있다고 말할 수 있다.

출혈이나 에너지, 멍 같은 것은 인체에 많은 문제를 일으킨다. 그래서 출혈의 경우 빨리 지혈해 주어야 한다. 섬유화되는 것을 속히 막아야 한다. CST는 이처럼 섬유화를 막아주는데 아주 효과적인 요법이다. 우리는 CST를 통해 두개골의 액체 흐름을 활발하게 한다. 신선한 혈액이 돌도록 한다. 그러므로 섬유화되는 것을 막고 에너지에 의한 발작을 일으키는 것을 예방하는 것이다. ADHD는 이런 과정을 통해서 당연히 예방되고 증상을 완화함으로써 점차 문제를 해결할 수 있을 것이다.

어깨의 불균형은 ADHD의 원인이 될 수도 있다. 특히 뇌척수액의 비활성화로 인해 두개골 형태의 변형을 가져오고 이것이 12쌍의 말초신경 장애를 일으켜서 ADHD로 악화할 것으로 예상하고 있다.

CST는 이러한 인체 균형을 바로 잡는데도 놀라운 효과를 가져온다. 뇌척수액을 움직여서 병세를 호전시킨다.

ADHD의 경우에도 이러한 CST를 통해서 뇌척수액을 정상적으로 활성화시키는 것이다. 아이들의 경막이 심하게 긴장되어 있다면 분명히 신경 기능을 약화 혹은 감소시킬 것이다. 우리는 CST를 통해 두개골의 운동성을 정상적으로 회복시켜 준다. 두개골의 율동적 임펄스 즉 CRI가 정상수치가 되도록 집중하는 것이다.

두개골의 율동적 임펄스는 정상인과 신체 질환자 사이에 차이점이 나타나고 있는데 정상인, 정신병자, 혼수상태, 뇌 외상환자들 사이에 모두 다르게 나타나고 있다. 임펄스의 범위를 칼로 재단하듯 규정하지 못한다는 게 학계의 이론인데 우리는 어떤 경우에도 CST를 통해 임펄스가 정상적으로 기능하도록 시도하고 있다.

ADHD는 이완이 많이 필요한 질환이다. 일종의 감정적 방출이라고도 하는데 감정이 고조된 경우 우리는 접촉을 통해 이완되도록 유도한다. 이런 경우에는 약간의 물리적이며 감정적인 도움이 필요한 것이다. 감정의 이완을 경험하면서 나타나는 복잡한 감정의식을 피시술자는 물론 시술자 역시 관리할 수 있어야 한다.

제8장 본능적 충격 기억으로 인한 장애에 대한 임상사례

1. 충격과 에너지 낭포

본능적 충격 기억 또한 일종의 장애로서 자신의 몸에 항상 내재하고 있다. 우리가 충격을 받았을 때 충격만큼의'에너지 낭포'가 발생한다. 몸은 능력껏 그 에너지 낭포를 해소한다. 하지만 몸이 가진 능력 밖의 에너지 낭포는 몸속에 남는다. 이렇게 내재한 것이 에너지 낭포로써 몸의 곳곳에 쌓여 있다. 이것을 밖으로 방출하여야 한다.

그러나 에너지 낭포는 쉽게 방출되지 않는다. 에너지 낭포는 마치 수면에 돌멩이를 던져 퍼져나간 물수제비의 동심원처럼 몸에 은밀히 남아서 점점 문제를 일으킨다. 이것이 결국 자신의 기억이 된다. 당시에는 기억하지 못했던 것도 몸은 본능적으로 기억한다. 이렇게 남은 기억은 훗날 외상 후 장애로 남아 어느 순간 떠오르게 되는 것이다.

자신의 과거, 충격을 입었을 때의 기억이 에너지 낭포로 몸속에 저장된다. 충격은 물리적, 정신적 충격을 가리지 않는다. 아주 모욕적인 말을 태아가 어머니 배(腹)속에 있을 때 들었어도 훗날 본능적 충격 장애의 기억으로 남는다. 그리고 자신이 기억하지 못한 아주 어린 시절의 물리적 충격도 에너지 낭포로서 남아 있다.

이러한 에너지 낭포는 몸이 견딜만한 범위를 넘었을 때 즉,

면역력이 약해지면 몸에 문제를 일으킨다. 이것이 바로 정신적 장애, 성격 장애, ADHD, 사이코패스, 반사회적 인간 등 다양한 문제를 일으키는 것이다. 본능적 충격 기억은 당장 어떤 기억이 떠오르지 않는다고 하더라도 우리 몸 안에 남아 있다. 우리는 본능적 충격 기억의 장애에 대한 아주 많은 임상 경험이 있다. 이것은 정말 충격이 될 만큼 놀라운 일이며 획기적인 경험이다.

어떤 여성이 어느 날 문득 자신이 엄마의 자궁에서 밖으로 빠져나오는 기억이 떠올랐다. 그는 이런 기억을 주위 사람들에게 말했다. 아무도 그의 말을 들어주지 않았다. 사람들은 영매, 무속, 영혼 등의 말로 비하할 뿐이었다. 그는 이 문제를 해결하기 위해 의사가 되어야겠다고 생각했다. 그리고 정말 의사가 되었다.

하지만 의사의 직책을 수행하면서 자신의 그런 기억을 해결할 수가 없었다. 그러다가 만난 것이 CST라고 한다. CST의 SER을 하면서 모든 의문이 풀렸다. CST는 영매도 아니고 무속도 아니고 영혼 같은 것도 아니다. 다만 섬세한 의학이요 과학의 세계다. 필자의 책 『두개천골요법』(지우출판)에서 밝혔듯이 CD같은 플라스틱에 인간은 엄청난 메모리를 저장한다. 즉 플라스틱이 엄청난 용량의 기억을 하고 있는 셈이다.

그런데 인체의 피부는 플라스틱과 비교할 수 없는 성스러운 조직이다. 그 피부의 조직이 과거의 어떤 순간을 기억한다. 조직기억(tissue memory)이라고 부른다. 에너지 낭포가 우리 몸속에서 문제를 일으킨다. 몸의 면역력이 떨어졌을 때 몸에 문제가 나타난다. 이것이 외상후 스트레스 같은 문제가 된다. CST 접촉요법은 피부의 조직기억을 불러일으키며, 에너지 낭포를 밖으로 방출하게 한다. 에너지 낭포가 방출되면 몸에서 발생한 문제가 해결되는 것이다.

필자는 이 책의 원고를 마감할 무렵에 한 통의 전화를 받았다. 초등학생 아이 어머니의 말은 우리에게 아주 놀랄만한 일은 아니었다. 우리는 이미 아주 많은 놀라운 임상을 경험했기 때문이다. 수*이란 아이의 어머니가 흥분한 상태로 전화를 걸어왔다. 아이에게 CST를 시도하던 중 아이가 2살 때의 기억을 떠올렸다는 것이다.

"엄마, 동생이 태어났을 때 날 어째서 할머니 댁으로 보냈어요? 동생이 태어나고 어째서 나를 미워했어요?"

아이에게 이런 말을 듣고 엄마는 몹시 당황했다고 한다. 2살 때 기억을 떠올리다니 놀랍다며 혹시 이것이 에너지 낭포가 배출되는 과정인가요? 하고 아이의 어머니가 물었다. 우리는 아이의 감정적 문제가 에너지 낭포로 방출되었다고 대답해주었다. 아이의 어머니는 아직도 수*이가 동생을 미워하는 감정이 남아 있는 것 같다고 한다. 우리는 아이의 어머니에게 이런 주문을 했다. 연상 및 치료적 대화를 통해서 자매들에게 이해를 시키고 엄마나 모든 가족이 동생도 사랑하고 수*이도 아주 많이 사랑한다고 말해달라고 말이다.

성인이 되어서도 문제가 풀리지 않아 정신적 고통을 겪는 사람들이 우리 주위에는 너무 많다. 이런 전화를 받고서 우리는 얼마 전에 만난 6세의 소아 우울증 아이를 떠올렸다. 준*라는 단두형 머리를 가진 아이는 태내 6개월 되던 때 교통사고를 당했다. 아이는 CST를 받는 도중 1시간을 흐느끼며 울었다. 1시간 정도 흐느끼며 울었던 아이들이 필자의 기억으로 서른 명은 넘을 것이다. 우리는 이런 외상 후 장애의 기억을 풀어주는 심리적 메커니즘을 연구하고 있다. 정신적 충격 트라우마, 분노 폭발 과정 중의 울음은 치료의 과정임을 우리는 확신할 수가 있었다.

사례1. 인큐베이터 아이

인큐베이터 안에서 자란 아이가 팔이 정상적으로 펴지지 않은 상태에서 나왔다. 아이는 6학년이 되도록 팔의 가동범위가 정상적인 회전이 되지 않았다. 특히 아이의 팔이 자꾸 뒤로 돌아갔다. 이 아이는 CST를 받고서 팔이 정상적으로 작동했다. 그리고 ADHD 진단을 받았으나 CST로 정상이 되었고, 몸의 다양한 문제가 해결되는 결과를 얻었다.

사례2. 똑바로 눕지 못한 아이

똑바로 눕지 못하는 아이, 경계성 자폐 진단(5세 때 진단받음), 발달장애, 언어장애(3급)인 이 아이를 7살 때 만나 CST를 하는데 세션 도중 갑자기 "엄마, 내가 죽었는데 왜 다시 살았죠? 그리고 엠뷸런스 소리가 들려요"

아이의 어머니는 화들짝 놀랐다. 그 어머니가 다음날 필자에게 말했다. "내가 죽을 때까지 숨기려고 했던 비밀이 하나 있었어요. 이제 말을 해야 할 때가 되었네요. 아이가 어떻게 이걸 알았을까요?"

아이의 어머니는 의아해하면서 계속 말했다. "내가 아이를 가졌을 때 가정사로 괴로워하다 죽으려고 하였어요. 임신 6개월 때 죽으려고 승용차를 역주행하다 대형사고를 일으켰어요. 전봇대를 들이받았는데 다행히 죽지 않았습니다. 곧장 병원에 방문해서 태아의 상태를 보았는데 태아는 문제가 없다고 했어요." 아이의 어머니는 그래서 이 아이를 낳았다는 것이다.

필자가 두정골을 잡고 세션을 하는 도중에 이런 일이 벌어졌다. 아이를 낳았는데 아이는 유치원에서도 적응하지 못했다. 유치원을 여러 군데 옮겨 다녔다. 그 후 CST를 받고 나서야 일반 학교에 입학했다. 아이가 진단받은 다른 문제 역시 CST를 통해서 모두 정상이 되었다.

사례3. 남아선호의 외상후 스트레스

엄마는 임신 중에 뱃속의 아이가 아들인 줄 알았다. 그리고 집안에서도 아들이기를 원했다. 그런데 초음파 결과 딸이었다. 불행하게도 태어나서 8개월이 되었음에도 아이는 정상 아이와 달랐고 몇 가지 문제가 있었다. 정체성의 혼란이 왔다. 병원에서는 괜찮다고 했는데 2살이 되면서 문제아로 성장했다. 가족은 딸로 태어난 아이를 외면했다. 그리고 발달장애, ADHD 등의 진단을 받았다. CST를 지속적으로 시도한 결과 거의 정상적인 아이로 성장했다.

독일에서 태어난 아이가 한국에 들어왔는데 5세의 또래 아이들과 차이가 났다. 병원에서 진단을 받아봤더니 경계성 자폐 진단, 언어발달 장애라는 결과가 나왔다. 그래서 CST를 시도하게 되었다. 세션 도중에 필자는 무의식 상태에 들었는데 델타파 무의식 중에 갑자기 어떤 여자아이가 나타났다. 그 아이는 필자에게 다짜고짜 삿대질하며, "왜 우리를 분리시키려고 하느냐?" 이러는 것이었다. 그런데 이런 일이 있고서 아이가 흐느끼면서 1시간 동안 울었다.

아이의 어머니는 세션 중에 아이가 울고 있는 것을 보고 처음에 몹시 놀랐다. 필자는 아이의 엄마에게 무의식중에 보았던 꿈에 관한 얘기를 해줬다. 그러자 부모는 다시 놀라면서 과거에 있었던 일에 대하여 고백했다. 아이를 임신했을 때 독일에서 원주민들이 모두 딸이라고 하였는데 초음파 결과 아들이라는 결과가 나왔다고. 그런데 문제는 애가 태어나 5세가 되도록 하는 짓이 계집아이 같았다고 했다. 아이는 뱃속의 기억에서는 여자, 바깥으로 나오면서 남자, 그래서 두 개의 성 정체성 사이에서 혼란을 겪은 것이다.

이후 CST를 만나 세션을 하면서 상황이 나아졌다. 그리고 어느 순간, CST 이후 1시간 동안 울고서 "나 이제 여자 아니야, 나는 이제 남자야, 나는 이제 여자 옷 입지 않을 거야."하며 아이는 길었던 머리를 자르고 여성스럽던 의상도 사내 의상으로 바꿔입었다. 아이의 비정상적인 문제들이 CST를 통해서 정상적으로 회복되었다. 아이의 몸은 본능적으로 충격 기억의 장애를 일으켰는데 CST를 통해 해결되었던 것이다.

사례5. 두 살 때의 일을 기억하다

필자가 모(某) 대학에서 특강을 하던 중에 일어난 일이다. 수강생들에게 세션을 시연하는 도중에 갑자기 어디에서 아이 울음소리가 났다. 소리가 나는 쪽을 보니 청강을 하러 온 아주머니였다. 울음소리는 아이에서 점차 소녀 그리고 어른으로 변해갔다. 한참이나 서럽게 울더니 그 아주머니가 말했다. "우리 아버지는 아들을 낳기 원했는데 딸을 낳았다. 바로 나를 낳은 것이다. 그래서 아버지는 딸로 태어난 나를 미워하고 내가 자꾸 우니까 내가 두 살 때 벽에다 한번 내팽개쳤다."아주머니는 바로 본능적 기억의 장애를 떠올린 것이다. 바로 이 기억이 떠올라 울음을 터뜨렸다고 한다.

사례6. 어린시절 차별의 트라우마

말기 폐암 환자의 임상이다. 직업은 교사였는데 그 교사는 언니와 함께 CST를 받았다. 언니의 건강이 CST를 받은 후 호전되자 말기 폐암 환자인 여동생을 데려왔던 것이다. 그런데 암 환자로서 나타날 수 있는 많은 문제를 가지고 있던 동생이 CST를 받으면서 크게 달라졌다. 동생의 머리의 모발도 정상이 되고 우울증도 많이 호전되었다.

그런데 암 환자인 동생이 병의 상태가 좋아지면서 자꾸 옛날 얘기를 꺼냈다. 옛날 얘기를 하면서 자꾸 울음을 터뜨렸다. 그러면서 언니에 대해 어릴 때부터 서운했던 감정들을 쏟아냈다. 분노 장애가 나타나면서 폭발적인 울음을 터뜨렸던 것이다. 결과적으로 CST를 받으면서 두 사람 모두 정신적으로 많이 건강해졌다. 그들은 오랜 시간 가슴에 맺힌 감정의 문제를 화해로 풀었다.

CST는 이처럼 내면의 세계를 치유한다. 본능적 충격 장애의 기억을 우리는 CST로 끄집어내서 문제를 해결할 수가 있는 것이다. 모든 문제는 CST를 통해 좋아지고 해결될 수 있다는 믿음을 우리는 갖고 있다. 이제 이런 놀라운 경험은 일상이 되어 우리에게 그리 놀라운 일이 아니다. 이 책을 통해 많은 사람들이 다양한 혜택을 누리기 바란다.

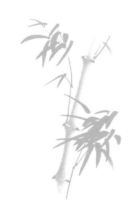

제9장 CST 10 STEP과 그 부속 요법

1. CST(Cranio Sacral Therapy)의 원리

CST는 과학의 세계며 최첨단 분야라고 할 수 있다. 국내에 도입되어 겨우 이십여 년이 지났지만 아직 크게 활성화되지 않은 상태다. 정통의학이나 보수적인 의료계가 간과하고 있었던 두개천골계의 움직임과 생리학적 리듬, 뇌의 발달과 뇌척수액, 근육 및 결합조직 등이 CST의 핵심 사항이라 할 수 있다.

우리의 뇌는 항상 움직이고 있다. 머리에서 꼬리뼈까지 끊임없이 뇌척수액이란 액체가 주기적으로 순환하고 있다. 그리고 두개골 역시 움직이고 있다. 과학자나 현대의학에서도 믿지 않았던 인체의 놀라운 비밀이 사실로 밝혀진 것이다. 인간의 두개골은 움직이고 뇌척수액이라는 호르몬의 일정량이 주기적으로 뇌와 척추 아래 천골 흔히 엉치뼈라고 하는 데까지 순환하고 있는 것이다.

두개천골계는 인간의 탄생에서 죽음까지 뇌와 척수의 기능이나 성장 그리고 발달을 위해 내부적 환경을 조성하고 있다. 또한 신경계, 근골격계, 혈관계, 임파계, 내분비계, 호흡계 등 다양한 부위에 영향을 미치고 있다. 이처럼 다양한 분야에 어떤 문제가 발생하면 두개천골계에도 문제가 발생한다는 것이다.

슘의 이온 농도변화가 혈압이나 혈관의 반사운동, 호흡 및 근육 긴장과 이완, 심박수, 감정의 굴곡 등 다양하게 영향을 미치는 것으로 보고되고 있다. 앞에서 이미 언급한 바 있지만, 뇌척수액은 하루에 400~500ml가 생성되고 있는데 두개골과 천골 사이를 하루에 몇 차례 주기적으로 왕복하고 있는 것이다.

인간의 혈액에는 산소를 운반하는 적혈구가 있고, 피가 흘러나올 때 응고시키는 혈소판이 있다. 그리고 고체 성분인 백혈구가 있다. 면역을 담당하는 혈액은 바로 백혈구다. 백혈구는 인간의 혈액 1m3에 4,000~8,000개 정도가 들어 있다. 혈액은 뼈의 내부에 있는 부드러운 조직인 골수라는 데서 생성된다. 백혈구는 비장이나 임파절 등에서도 만들어진다.

백혈구는 이물질을 삼켜서 소화시키는 작용을 한다. 이물질이 몸 안에 들어오면 즉시 그곳으로 달려가서 이물질을 먹어치운다. 백혈구는 과립구와 임파구로 이루어져 있는데 과립구가 이물질을 삼켜서 소화시키는 기능을 한다. 입자가 커다란 이물질이 들어오면 과립구가 먼저 덤벼서 이물질을 삼키고 아주 작은 이물질이 들어오면 임파구가 접착분자를 이용해서 이물질을 응고시켜 처리한다.

임파구는 이물질이 아주 작은 경우 수천 배로 늘어나 이물질을 물리친다. 이물질과 싸움을 끝내면 다시 휴면상태로 돌아간다. 이때 일부의 임파구는 항원(이물질)을 기억한다. 나중에 항원이 재침입하는 경우 재빠르게 세포분열을 해서 병이 심해지기 이전에 병균을 물리친

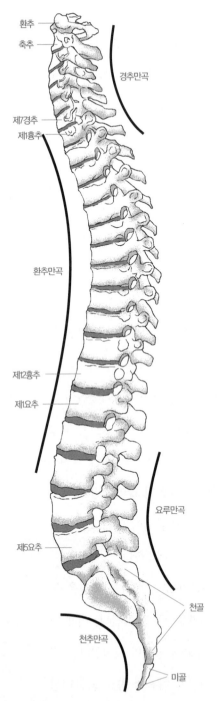

환추
축추
경추만곡
제7경추
제1흉추
환추만곡
제12흉추
제1요추
요루만곡
제5요추
천골
천추만곡
미골

척추 세부도

다. 이것이 바로 면역 시스템의 과정이다. CST는 이러한 면역 시스템을 활성화하는데 최적의 요법이라 할 수 있다.

사람의 두뇌와 척수는 어머니 뱃속에서부터 생성된다. 정자와 난자의 결합으로 수정란이 되면 단세포는 세포분열을 통해 결국 두뇌가 된다. 척수는 이때부터 나뭇가지처럼 자라기 시작해 2주 뒤에는 가는 거미줄 같은 줄이 형성된다. 이 줄이 성장하여 척수와 척수신경이 되는 것이다. 척수신경은 감각신경과 운동신경을 포함하고 있는데 이렇게 두뇌와 척수가 가장 먼저 형성되는 까닭은 사람이 되기 위한 모든 기관이 자라도록 조정역할을 하기 때문이다.

우리는 두뇌와 척수를 중추신경이라고 부른다. 두뇌와 척수는 아주 예민한 기관이며 생명을 관장하기 때문에 강력한 보호장치가 필요하다.

그래서 두개골이란 뼈로 두뇌를 감싸고 허리까지 연결된 척수는 24쌍의 추골이 감싸며 보호하고 있다. 척수는 생명을 유지하기 위한 필수적인 기관이다. 척추와 경추, 흉추, 요추, 천골, 미골의 위치는 위의 그림과 같다.

휴대폰을 장시간 들여다보면 거북목이 된다. 척추가 S자 만곡형을 유지해야 하는데 일자목이 되는 것이다. 몸을 지탱해주는 척추의 문제는 다양한 질환의 요소가 된다. 특히 거북목의 경우 척추의 완충적 역할을 방해한다. 이럴 경우, 우리는 CST를 실시해 뇌척수액을 공급하여 완충 역할을 하도록 한다.

다만 디스크 추간판은 척추뼈와 척추뼈 사이에 존재하는 물렁뼈인데 이 디스크가 말썽을 부리는 장본인이다. 만약 디스크가 없다면 인간이 중력으로부터 받는 압력이나 척추뼈에 오는 다른 압력을 흡수하기 어려울 것이다. 우리는 이 척추관 안쪽에 척수를 보호해 줄 수 있는 3개의 막조직에 집중한다. 이 막조직은 척수와 신경근에 영양을 공급해주는 임무를 맡고 있다.

따라서 막조직 안에는 영양분이 원활히 흘러가도록 혈관이 흐르고 있다. 유동액은 막과 막이 서로 달라붙지 않고 부드럽게 미끄러질 수 있도록 기능한다. 윤활제 역할을 하는 것인데 이것이 바로 CST에서 가장 중요한 뇌척수액이다. 우리는 뇌척수액의 원활한 흐름을 유도하여 ADHD성 질환을 정상화시킬 수가 있다. ADHD는 뇌척수액을 정상화, 활성화시키는 것이 해결책이다.

2. CST의 기초적 이해

우리가 CST를 통해 ADHD 뿐만 아니라 난치성 질환, 불치병 등 현대의학에서 손을 쓰지 못하는 문제를 해결하려면 기초적 원리를 숙지해야 한다. CST는 철저히 상호접촉의 과정을 통해 시작되고 완성된다. 그러기 위해서는 인체의 구조와 생명의 원동력, 인체 부위의 기능, 상호 작용 등을 이해해야 한다.

1) 호흡기 횡격막

CST를 접하기 위해 가장 먼저 알아야 할 인체의 구조는 호흡기 횡격막이다. 흉추와 늑골(갈비뼈) 사이를 우리는 흉곽이라 하는데 호흡기 횡격막은 바로 흉곽의 안쪽에 있는 두 겹의 막이며 폐를 덮고 있다. 이 두 겹의 막 사이에는 윤활제 역할을 하는 장액이 흐르고 있다.

근육을 덮은 여러 개의 막을 근막이라 한다. 대개 인체의 근막은 가로 방향보다 세로 방향으로 많이 배열되어 있다. 그런데 근막이 과다하게 긴장하거나 상처를 입을 때는 불균형을 초래한다. 세로축과 가로축의 근막이 만나는 교차점(십자막, 수평, 수직이 만나는 지점)에서 많은 문제가 발생한다. 특히 호흡기 횡격막은 끊임없이 호흡의 기전이 일어나고 있기 때문에 가장 많은 스트레스를 받는다. 횡격막 주변은 근육질로 되어 있다. 그래서 다양한 인체 구조물들의 통로가 된다. 대동맥, 대정맥, 흉부관, 미주신경 등이 이 통로를 통과하고 있다.

호흡기 횡격막의 근육이 수축하면 흉부 안의 압력은 감소한다. 이 경우 흉부 내의 용량은 증가하고 복부 내의 압력은 증가하며 복부 내의 용량은 감소한다. 이런 일련의 변화가 몸의 움직임 과정이다. 만약 호흡기 횡격막이 수축하거나 긴장한다면 근막의 연결을 통해 두개천골의 움직임이 현저히 감소하는 것이다. 움직임이 정상 범위에서 벗어나면 몸에 이상이 생기고 앞에서 언급했던 질환들이 발생한다. ADHD 역시 이런 인체의 궤적과 무관하지 않은 것이다.

2) 골반 횡격막

골반 횡격막은 그물처럼 골반을 가로지른다. 항문 터널, 요도 및 질 역시 골반 횡격막이 가로지른다. 항문이나 미골의 근육, 여타의 근막으로 조성된 골반 횡격막은 비뇨기나 생식기 등의 기능에 조력자의 역할을 한다. 골반 횡격막의 지나친 압박을 통한 과긴장이나 다른 스트레스 등은 천골 등에 영향을 미친다. 그리고 두개천골계의 자연스런 흐름을 방해하고 근막의 운동성을 강력히 제한한다. 따라서 골반 횡격막의 기능이 정상적으로 작동하도록 릴리즈 하는 것이 관건이다. 골반 횡격막이 릴리즈 되면 두개천골계를 가동화시켜서 두개골 움직임이나 균형이 즉시 호전된다. 골반 횡격막 풀어주기를 하면 ADHD 같은 질환 역시 큰 도움이 된다.

3) 흉곽입구

흉곽입구 역시 횡적 제한이 심한 부위이다. 수평막(가로막)과 수직막(세로막)의 교차로 인한 제한이 심한 흉곽입구는 머리에서 가슴 쪽으로 내려오는 혈액이나 임파액을 위한 통로 역할을 한다. 만약 흉곽입구의 기능에 장애가 있다면 두개골 내부에 혈액과 임파액의 부족으로 인하여 심각한 손상을 초래할 수가 있다. 흉곽 입구는 경추뿐만 아니라 흉추, 늑골, 쇄골, 흉골 등과 연결되어 있어서 그 중요성이 더욱 부각 되고 있다. 등줄기에서 이어지는 근육들과 함께 어깨뼈의 운동을 맡은 삼각형의 큰 근육인 승모근뿐만 아니라 가슴 쪽의 근육들(흉쇄유돌근)은 모두 비스듬한 근막들이다. 따라서 이러한 비스듬한 근막들이 흉곽 입구의 기능에 영향을 미쳐서 유동액의 흐름이나 근막의 움직임에 장애 요소가 될 수 있다.

설골 역시 흉쇄유돌근, 승모근을 교차하며 문제를 촉발한다. 특히 승모근은 전체 근육의 긴장과 제한을 감지할 수 있는 곳이다. 이곳은 가장 먼저 촉진하는 부위로 중력은 물론 의복 등에 의해서도 쉽게 제한을 받을 수 있는 근육이다. 어지럼증이나 긴장성 두통, 어깨의 시림 현상, 뒷머리 및 어금니 통증 등을 유발하는 근육이다.

다양한 근막의 교차는 인체에 많은 영향을 준다. 따라서 중심축인 흉곽 입구를 풀어주는 것이 매우 중요하다. 관절이나 고관절 등은 제한의 가능성이 항상 존재하고 있다. 이러한 제한이 근막을 잡아당겨서 두개골의 정상적인 역할을 손상시킬 가능성이 있다. CST를 항상 실시해야 하는 까닭이 여기에 있다.

4) 경막

인체에서 경막은 그 어떤 장기보다 중요하다. 경막은 뇌와 척수를 둘러싸고 있다. 세 겹의 막 중 가장 바깥에 있는 막으로서 가장 질긴 막이다. 우리가 경막을 중시하는 것은 두개천골계의 장애 요소 가운데 가장 흔히 발생하는 곳이 경막이기 때문이다. 우리가 얘기하는 CST의 초석은 바로 경막을 관리하는 것이라고 할 수 있다.

경막은 섬유성 결합조직이다. 아교성의 끈끈한 다발로 되어 있어서 매우 탄력적이다. 경막은 두 층으로 되어 있는데 서로 단단하게 붙어 있다. 이러한 경막들이 중추신경계와 그 신경의 근원지에 혈액이나 뇌척수액 공급을 원활하게 해주는 역할을 한다. 그리고 이러한 막들을 자극함으로써 뇌와 척수, 척수신경 등에 가해지는 비정상적 압박을 풀어주게 되는 것이다.

죽어가는 사람을 관찰해보면 경막의 섬유성 다발이 몹시 긴장되어 있음을 알 수 있다. 인체를 해부하면서 알게 된 경막에 대한 느낌은 한쪽을 향해 일렬로 배열되어 있는 모습이었다. 한쪽으로 쏠리면서 지속적인 긴장을 받았다는 얘기가 된다. 경막은 팽팽해야 하며 늘어져서 주름이 지면 안 된다. CST를 통해 뇌척수액이 원활하게 순환하도록 해주면 주름진 경막이 팽팽해지는 것을 알 수 있다.

3. CST의 기적 같은 키 성장

필자는 CST 접촉을 통해 놀랍고 기적같은 일을 여러분이 몸소 경험해 보라는 의미로 이렇게 긴 글을 쓰고 있는 것이다. 우리는 CST 접촉을 어린이들에게 3개월 실시한 이후 어린이들의 신장이 3~8cm 성장한 것을 임상했다. 우리는 CST를 하면서 아이들 또는 성인의 키가 커지리라고는 꿈에도 생각하지 못했다.

중력에 의해 눌린 근육이 풀리고 눌린 뼈가 제대로 자리를 잡고 호르몬이 활성화되면 그럴 수도 있을 것이라고 상상은 해보았다. 그러나 우리는 실제 임상을 통해 키가 놀랄 정도로 성장하는 것을 경험했다. 더욱 놀라운 것은 아이들뿐만 아니라 성인의 키도 성장했다는 것이다. CST를 통해 성장판이 열려 활성화되고 유연성을 통해 근막과 관절이 이완되었기 때문이라는 결론을 얻어낸 것이다.

CST를 받게 되면 최소 3개월이면 최하 3센티에서 최고 8센티까지 성장한다. 이십 대가 지나면 성장판이 닫힌다고 하는데도 24세의 청년에게 CST를 3개월 실시한 결과 키가 170cm에서 176cm이 되는 놀라운 임상이 나왔다. 우리의 경험상 최소 3개월 실시한 결과 대략 5cm 정도 성장하는 것 같다. 물론 사람에 따라서 다른 결과가 나올 것이다. 성장할 수도 있고 변화가 없을 수도 있을 것이다. 중요한 것은 CST는 매우 안전하다는 점이다.

시중에 유행하고 있는 성장호르몬 주사는 문제가 많다. 아주 위험한 방식이다. 실제 실험에서 이 주사는 성장기 아이들의 장기에 부작용을 일으키는 것으로 나타났다. 이 주사는 터너 증후군이나 특발성 저신장증 아이들에게만 미미한 효과가 나타났다. 정상 범위의 아동에 대한 성장 호르몬 치료는 효과가 확인되지 않았다. 즉 100명의 아이 중에 키가 작은 순서로 하위 3% 이하에 속하는 아이들에게만 아주 미미한 효과가 있다는 것이다.

그러나 CST 효과는 매우 놀랍다. 우리가 긍정적으로 바라보는 것은 노인의 경우에서도 키가 자라는 임상이 나왔기 때문이다. 80대의 노인이었는데 목 디스크로 팔을 못 올리고 당장 수술해야 하는 입장이었다. C 병원과 S 병원 등에서 경추 4번 5번의 문제로 인해 팔을 들지 못하므로 당장 수술을 해야 한다는 것이었다.

그런데 우리에게 CST를 받고 놀라운 경험을 하였던 노인의 딸이 아버지를 설득했다. 수술은 나중에도 할 수 있으니 우선 CST 접촉 세션을 받아보라는 부탁이었다. 당시 그 노인은 녹내장도 있었고, 비염과 귀의 문제도 있었다. 노인의 몸은 우리가 봐도 정상이 아니었다. 특히 여름에도 추워서 겨울 스웨터를 입고 다닐 정도였다.

딸과 함께 찾아온 노인을 위해 우리는 매일 CST를 실시했다. CST를 하는 과정 중에 여러 차례 와블링 현상이 일어났다. 그 후 노인은 1개월 보름 만에 병원에 가서 엑스레이를 찍었는데 놀라운 결과가 나왔다. 목 디스크가 사라졌고, 비염도 사라졌다고 했다. 특히 노인의 키가 늘어났다고 하였다. 이런 임상은 CST를 받은 거의 모든 사람에게 나타난다.

60대 초반의 할머니도 CST를 받은 후에 키가 커졌다. 중력에 의해 눌린 키가 늘어난 것이다. 중력에 의해 눌린 수평막, 수직막이 늘어나면서 원래 자신의 키로 돌아갔을 것이다. 또한 여태 눌려 있었던 관절이 늘어났는지 모른다. 어떻든 결과는 키가 커졌고, 모든 관절과 뼈들이 제자리로 돌아간 것이다. 이것을 보면 중력에 의해서 짧아진 뼈나 근육들이 정상화 되었다고 할 수 있다.

목이 짧은 사람 즉 자라목 같은 사람도 목이 늘어났다. 경추가 늘어나고 흉추가 늘어나면서 내부 장기도 정상화 되고 키가 커진 것이라고 생각한다. 척추는 처음에 측만증이 오고 이어서 전만증이 온다.

그런데 CST 세션을 실시하다 보면 어느 순간 덜그럭거리는 소리가 들린다. 이것은 아마 우리 몸의 근육, 과절, 뼈들이 정상화 되는 과정이라고 우리는 생각한다. CST를 하면 피부 역시 놀라울 정도로 변하는 것을 볼 수 있다. 특히 아토피를 앓은 사람이 CST를 받고 피부의 상태가 매우 좋아졌던 경험이 있다. 우리의 임상은 아토피의 경우 3개월 정도 CST를 실시하면 효과가 나타나기 시작하며 1년 정도면 거의 증상이 사라진다. 아이들의 경우 아토피 인자를 대부분 가지고 있다. CST는 몸에 산소를 생기게 하므로 피부는 당연히 좋아지는 것이다.

두개골 치료의 목적은 긴장된 경막을 균형에 맞게 돌려놓는 데 있다. 경막의 긴장이 연속되면 인체는 다양한 문제를 유발한다. 경막에 생기는 비정상적 압박에 의한 다양한 문제 발생의 가능성을 우리는 항상 간과하지 않고 있다. ADHD 역시 경막의 긴장과 무관할 수 없기 때문에 CST 세션을 받게 되면 상황이 매우 호전된다는 점을 무엇보다 강조하고 싶다.

우리가 지시하는 대로 그냥 따라 해보라고 요청하고 싶다. 왜냐하면 일상생활에 지장을 초래할 만큼 크게 시간이 소요되는 것이 아니기 때문이다. 상대방에게 애정을 가지고 있다면 정성으로 CST를 실시할 필요가 있다. 그런 다음에는 놀라운 일들을 경험할 수 있을 것이다. 우리의 경험상 ADHD나 자폐성 질환, 난치성 질환, 불치병 같은 경우도 태어날 때의 문제와 관련이 깊다. 앞에서 언급한 바와 같이 우리는 태어날 때 많은 문제점을 가지고 태어나기 때문이다.

우리 몸에서 신경만큼 중요한 것도 없을 것이다. 신경은 뇌와 척수에서 시작해 발끝까지 분포하고 있다. 지각, 운동, 분비, 영양을 모두 지배하는 것이 신경이다. 따라서 신경에 문제가 생기면 지각에 문제가 생기고 그에 따른 운동 장애는 생리 대사의 불균형을 가져와 영양에 심각한 문제를 초래한다.

중추신경계 전달물질인 도파민과 세로토닌이 균형을 잃게 되면 뇌의 신진대사가 깨지게 된다. 이 경우 대개는 약물을 가지고 치료하려고 하는데 우리는 철저히 약물을 배제하는 접촉요법이다. CST는 먼저 신뢰가 우선 되어야 한다. 미시간 주립대의 존 어플레저 박사는 무조건 믿어라, 믿어라, 이렇게 말했다. 한번 따라서 해본다고 아무런 손해를 보지 않는다고 강조했다.

이제 본격적으로 우리가 제공하는 CST 10 STEP을 제시할 때가 되었다. 접촉요법 시행에 앞서 우리는 약간의 들뜬 마음을 진정시킬 필요가 있다. 세상을 긍정적으로 바라보는 태도, 상대방을 향한 정성, 시술자와 피시술자 즉 환자와의 유대감 형성, 먼저 이 세 가지를 유념할 필요가 있다. 우리는 피시술자의 몸을 향해 최초의 접촉을 시도하고자 한다. 그리고 이러한 접촉을 통해 우리는 상대방(피시술자)으로부터 율동적인 움직임을 느끼려고 하는 것이다.

움직임이 느껴지지 않는다면 제한되어 있는 경우이다. 우리는 어떤 경우에도 제한되어 있는 부위를 풀려고 노력한다. 릴리즈 시키는 것이 우리의 목표이다. 손끝으로 환자의 몸에 접촉을 시도하고 손바닥으로 천골의 움직임을 느끼려고 한다. 전두골이든 접형골이든 접촉의 순간부터 우리는 움직임을 느끼려고 집중할 것이다. 손끝에 집중하면서 몸에서 나타나는 율동적 움직임을 느끼는 순간 몸은 반응하기 시작하는 것이다.

우리는 CST를 활용해서 인체의 자율신경계가 정상적으로 회복하는 것을 돕는다. 현대인의 스트레스는 자율신경계의 이상에서 비롯한다. 자율신경계는 생명력을 향상시키고 본능적인 생존을 위해 작용한다. 자율신경계의 문제를 CST가 해결한다. 인체의 항상성이 유지되고 몸은 정상을 회복한다. 우리 시술자가 CST를 하는 동안 상대방(피시술자)의 몸에서는 생리적 움직임이 일어난다.

생리적 움직임이란 앞에서 말한 율동적 리듬감이다. 맥박이 뛰고 호흡이 일어나고 있듯이 두개천골 역시 움직임이 있는 것이다. 시술자가 접촉한 피시술자의 신체 부위에서 움직임이 감지된다. 이 움직임은 부풀어 올랐다가 꺼져드는 과정을 되풀이한다. 대개 15차례 안팎으로 움직임이 감지되며 그 움직임이 어느 순간에 정지되는 지점이 있다. 바로 그 지점을 우리는 스틸 포인트(still point)라고 부른다. 흔들림이나 박동의 형태로 움직임이 감지되며 이러한 움직임이 중립 위치에 머물 때 정지된다. 스틸 포인트는 주기를 가지고 나타난다. 몇 초에서 몇 분까지 나타나며 정지한 다음에 다시 시작된다. 이때, 우리는 움직임의 범위와 규모를 관찰하면서 피시술자의 반응을 주시할 필요가 있다.

이러한 스틸 포인트에 이르는 순간 우리는 1회의 접촉을 성공적으로 마무리한 것이다. 만약 통증이 있었다면 이제 그 통증은 사라졌을 것이다. 두통이 있었다면 두통 역시 사라졌을 것이다. 문제가 사라지고 정상화 되었지만 이것으로 모든 것이 끝난 것은 아니다. 몸은 자꾸 예전으로 돌아가려는 습성이 있다. 그래서 꾸준히 CST를 시도해야 하는 것이다. 1회의 CST를 성공적으로 마쳤다면 이어서 2회, 3회 횟수가 거듭될수록 몸은 정상을 향해서 나아갈 것이다.

4. CST 10단계

CST는 기본적으로 10단계로 진행된다. 진행의 순서를 반드시 지켜야 한다. 물론 다수의 손으로 진행할 때는 동시에 진행할 수도 있다. 그러나 각 요법을 독립적으로 사용한다고 하더라도 놀라운 효과가 나타난다. 10단계 이후에는 우리가 제시하고 있는 부속 요법을 병행하여 효과를 극대화할 수 있을 것이다. 우리는 이런 부분에 대해서 충분한 임상 경험이 있다.

10단계의 순서를 엄밀히 세분화하여 살펴보면 전체 요법은 10단계로 분류하고 있지만 실제로는 더 많은 단계의 요법을 실시한다. 첫 단계와 마지막 단계는 항상 같은 요법을 반복 사용하기 때문에 생각보다 쉽게 요법을 익힐 수가 있다. 이 책에서는 전 과정을 해설과 그림으로 나열하도록 하겠다. 본문의 구성은 이해하기 쉽도록 10단계로 분류하여 기술할 것이다.

CV4와 천골 풀어주기, 두 발 리듬 촉진하기를 합쳐서 제1단계로 규정하고, 골반 횡격막, 호흡기 횡격막, 흉곽 입구, 설골, 두개저 풀어주기를 합쳐서 제2단계로 규정한다. 귀 당기기(ear pull)는 측두골에 딸린 요법이므로 제8단계에 포함시킨다. 이렇게 구분하고 먼저 차례대로 순서를 나열해 보자. CV4 ⋯▶ 천골 릴리즈(풀어주기) ⋯▶ 두 발 리듬 촉진하기(제1단계) ⋯▶ 골반 횡격막 릴리즈 ⋯▶ 호흡기 횡격막 릴리즈 ⋯▶ 흉곽입구 릴리즈 ⋯▶ 설골 릴리즈 ⋯▶ 두개저 릴리즈(제2단계) ⋯▶ 요추&천골 릴리즈(제3단계) ⋯ 뇌경막관 릴리즈(제4단계) ⋯ 전두골 들어올리기(제5단계) ⋯ 두정골 들어올리기(제6단계) ⋯ 접형골 릴리즈(제7단계) ⋯ 측두골 릴리즈 ⋯ 귀 당기기(제8단계) ⋯ 하악골 릴리즈(제9단계) ⋯ CV4(제10단계) 등의 순서로 진행된다. 이제 단계별로 구체적으로 살펴보도록 하겠다.

제1단계

제4실 압박법 (CV4:compression of the 4th ventricle)

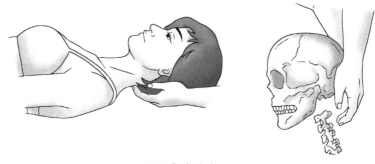

CV4 손의 자세

제1단계는 환자의 후두골에 적용하는 요법이다. 뒤통수 즉 후두의 융기된 부분인데 마치 복숭아뼈처럼 툭 튀어나온 부분이다. 취침 시 베개를 괴는 부분으로 정수리에서 아래쪽으로 반 뼘쯤 되는 위치로 접촉을 시도함으로써 스틸 포인트를 유발한다. 제4실이란 제4뇌실을 말하며, 제4뇌실을 압박하면 뇌실이나 뇌실 안의 모든 신경중추에 영향을 미친다. 이를 통해 뇌척수액의 움직임을 조절한다. 그 움직임이 횡격막의 원활한 활동을 돕고 자율신경조절에 영향을 미친다. 호흡을 조절하며 교감신경의 긴장을 완화시킨다. 그냥 그림처럼 손만 대고 있으면 된다. 시간은 3분 정도로도 충분하나 10여 분 이상 시도하며 환자와 교감하는 태도가 매우 중요하다. 이 요법의 최고의 효과는 몸의 열을 내리는 역할을 한다. 접촉 30분 이후 열을 약 섭씨 2도, 화씨 4도 정도 낮추는 놀라운 효과를 보이고 있다. 〈더욱 자세한 요법은 졸저『두개천골요법』(지우출판)을 참조〉

CV4는 불면증에도 탁월하며, 몸 전체에 림프의 흐름을 원활하게 돕는다. 림프의 원활한 흐름은 면역력을 높이는데 탁월하다. 암세포 등이 발현하지 못하도록 억누르는 역할을 하는데 CV4는 CST의 시작과 끝에 반드시 실시해야 하는 요법이다. 이 과정이 끝나면 간혹 잠들어 있는 피시술자를 발견하게 된다. 몸이 릴리즈(이완) 되고 있었음을 보여주는 것이다.

천골 풀어주기

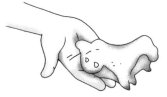

천골 촉진을 위한 손의 자세

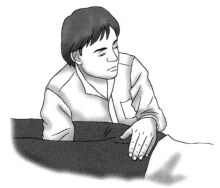

환자 앙와위(supine)에서 천골 검사

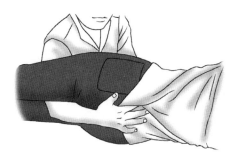

환자 측와위(lateral resumbent position)에서 천골 검사

천골 풀어주기

　천골 풀어주기는 두 번째 단계로 본격적으로 두개골을 풀기 위한 전단계(前段階) 과정이다. 뒤에 이어질 골반 횡격막 풀어주기와 비슷한 성격의 접촉요법이다. 앞에서 몇 번 설명했다시피 두개골에서 천골까

지 뇌척수액이 흐르고 있다. 이러한 뇌척수액이 원활하게 흐르기 위해서 우리는 긴장된 부위를 이완시켜주어야 한다. 천골을 통해 접촉을 실시할 때 시술자의 손을 펴서 반드시 천골에 접촉시키면서 팽창과 수축이 일어나는 것을 감지해야 한다. 만약 팽창과 수축 가운데 어느 하나가 우세할 경우 우세한 쪽으로 천골의 움직임을 따라가도록 하라. 스틸 포인트를 느낄 때까지 몇 차례 반복한다. 천골이 중립 위치로 돌아오려 하면 시술자가 저지해야 한다. 이렇게 함으로써 우리는 스틸 포인트에 도달하게 되는 것이다. 천골이 풀려야 다음 순서로 진행할 수 있다. 천골 풀어주기는 2~3분 정도 시술하면 반응을 느낄 수 있는데 풀리지 않으면 좀 더 기다려도 좋다. 천골 풀어주기는 디스크 환자에게 아주 효과적이며, 요통, 두통 환자에게 탁월하다. 특히 자폐증, ADHD성 질환을 앓고 있는 사람에게는 반드시 실시해야 하며, 다른 요법을 병행하기에 앞서 먼저 천골 풀어주기를 하면 매우 긍정적인 결과를 이끌어낼 수가 있다.

두 발 리듬 촉진하기

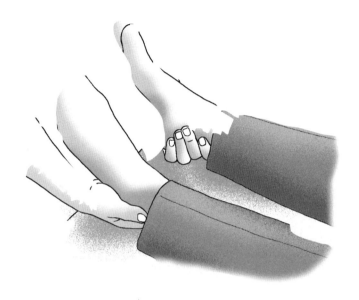

발에서의 리듬 촉진

발에 접촉하는 시술법은 가장 쉽다. 누구나 배워서 바로 응용할 수 있다. 두개천골계 움직임을 가장 쉽게 느낄 수가 있으며, 부드럽게 접촉하여 반응을 느끼기에 최적의 요법이다. 그림처럼 발뒤꿈치를 감쌀 때 힘을 주지 않는 것이 관건이다. CST는 힘의 테크닉이 아니라 부드러운 접촉의 요법이다. 그냥 살짝 올려놓는다는 마음이면 충분하다. 처음 시술하는 사람은 자꾸 힘을 주려고 하는 데 힘이 들어가면 몸은 쉽게 반응하지 않는다.

발을 촉진하다 보면 발이 매우 무거운 사람이 있다. 이런 사람은 대개 퇴행성 관절염을 앓거나 암 투병하는 사람이다. 나무토막 같은 느낌을 받는 경우도 많다. CV4를 할 때도 머리가 뻣뻣해서 나무토막 같은 느낌을 받는다. 그런데 놀라운 것은 이렇게 딱딱함을 느끼게 한 사람이 CST를 거듭할수록 부드럽게 변한다는 점이다. 48kg의 몸무게인 여성이 75kg인 남성보다 무겁게 느껴지는 경우도 많다. 몸무게에 비해 너무 무거운 사람의 경우 몸에 많은 문제가 있는 사람임을 임상을 통해 확인할 수 있었다.

CST 테라피스트, 즉 시술자의 임무는 딱딱한 몸을 부드럽게 만드는 일이다. 피시술자의 발에서 움직임이 느껴지면 이제 반응을 보이기 시작한 것이다. 반응이 없을 때는 마음속으로 반응을 만들면서 시술해야 한다. 접촉된 발의 부위에서 열감을 상상하며 부풀어 오르는 움직임과 꺼져드는 움직임을 마음속으로 상상한다. 이렇게 하다 보면 어느 순간 정말로 오르락 내리락 하는 움직임이 느껴지게 된다.

우리는 움직임이 대칭적인지 비대칭적인지 감지할 수 있다. 발에 대한 접촉을 시도하는 동안 퍽! 소리가 나는 경우가 있다. 피시술자의 입장에서는 자신의 발을 가지고 장난을 치고 있는 듯한 느낌을 간혹 받을 수 있다. 발을 잡고 빙빙 돌리는 느낌, 상하로 시소게임을 하는 듯한 느낌 등 다양한 느낌을 받게 되는 것이다. 이 순간은 시술자와 피시술자 사이에 커뮤니케이션이 진행되는 순간이다. 몸의 문제를 해결하는 과정이라고 생각하면 된다.

우리는 피시술자의 눈의 상태(사시, 안검하수)와 맑기, 피부의 색깔,

호흡의 상태 등을 신중히 관찰할 필요가 있다. 피시술자는 한동안 이완의 상태에 놓여 있게 된다. 이처럼 스틸 포인트 상태에 놓일 때 피시술자는 통증의 심화를 호소할 수 있으며, 과거의 통증들이 재발하는 것을 느낄 수가 있다. 이런 과정이 치료의 과정이라 단정할 수는 없지만 이런 과정을 여러 차례 반복하다 보면 몸의 문제가 해결되었음을 느끼게 된다. 그 결과 발의 움직임이 좌우 대칭을 이룬다고 판단될 때 접촉을 종료할 수 있는 것이다.

골반 횡격막 풀어주기

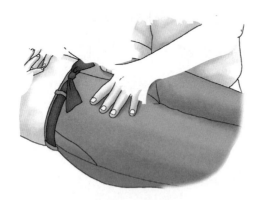

골반 횡격막 풀어주기

골반 횡격막은 골반과 생식기 부위의 횡격막을 일컫는 말이다. 골반 횡격막의 위치는 나누어져 있으나 기능적으로 하나로 간주하여 골반 횡격막이라 부른다. 골반 횡격막은 항문을 잡아당겨 수축시키는 항문거근과 미골근 그리고 이들 근육을 감싸는 막으로 구성되어 있다. 항문거근은 배 안의 압력이 증가하는 것을 제한하며 여성의 질의 근육이 수축과 팽창을 자유롭게 하도록 돕는 역할을 한다.

골반 횡격막은 골반 위의 내장을 받치고 있으며, 골반 횡격막을 풀어주면 과긴장이나 불균형적 긴장으로부터 오는 장애들을 해결할 수 있다. 골반 횡격막이 풀리면 두개골의 움직임을 활성화할 수 있다. 그러므로 반드시 순서대로 진행하여 몸을 이완시켜야 한다. 미골근은 미골을 앞쪽으로(전방으로) 끌어당기므로 두개천골계에 굴곡(부풀어 오름)을 유발한다. 두개천골계의 움직임은 매우 중요하기 때문에 골반 횡격막의 흐름이 무엇보다 원활해야 한다. 이 부위가 과긴장되어 있거나 불균형적으로 긴장되어 있다면 먼저 풀어주어야 두개천골계의 흐름이 정상적으로 작동되는 것이다.

접촉 시 움직임이 한쪽으로 쏠리는 느낌을 받는다면 시술자는 저항하지 말고 자연스럽게 이러한 움직임을 따르도록 한다. 스스로 치유할 수 있도록 최소한의 힘만을 부여하면 된다. 만약 과긴장이 풀리거나 비정상적 긴장이 느슨해지면 부드러워지는 느낌 혹은 따뜻한 느낌을 받게 된다. 이런 느낌을 받을 때 우리는 접촉을 멈추어도 좋은 것이다. 이런 과정을 여러 번 되풀이 한다고 하더라도 부작용은 없으며 피시술자에게 오히려 긍정적인 결과로 반응하는 것이다.

특히 골반횡격막은 도로의 교차로와 같은 곳이다. 근육이나 골반의 교차지점에서는 언제나 문제가 발생할 수 있다. 교통사고가 교차로에서 많이 발생하듯이 이런 교차지점에서 장애가 발생한다. 그래서 이런 지점을 풀어주어야 하는 것이다. 만약 골반 횡격막을 풀어놓지 않으면 다음에 진행할 호흡기 횡격막 요법으로 진행할 수가 없다. 그래서 우리가 10가지 요법을 규정할 때 한꺼번에 풀려야 하기에 하나의 범주로 묶은 것이다.

호흡기 횡격막 풀어주기

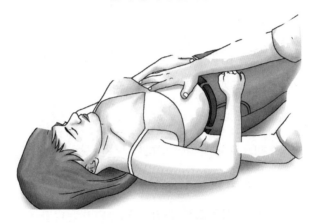

호흡기 횡격막 풀어주기

호흡기 횡격막은 인체의 심장에 해당하는 부위라고 할 수 있다. 호흡기 횡격막이 막히면 몸 전체에 많은 영향을 미친다. 즉, 호흡 과정에서 만성적인 횡격막의 긴장을 유발할 수 있으며, 횡격막의 수축으로 과도한 긴장이 일어나게 된다. 흉부와 복부는 호흡에 따라 반대로 작용하는데 횡격막의 수축은 흉부의 용량이 공기 유입으로 늘어나며, 복부의 용량은 감소한다. 이러한 일련의 과정으로 간, 쓸개 및 다른 복부의 장기들에 장애를 일으킬 수 있다. 특히 염증이 악화하면 문제가 크다.

횡격막은 흉부와 복부를 지나는 여러 중요한 혈관, 신경, 근육, 기관의 통로가 된다. 횡격막의 기능 장애는 두개골의 기능에 문제를 일으키고, 이는 다시 뇌척수액 운동의 감소와 관련하여 제반 문제를 일으킨다. ADHD, 우울증, 만성피로, 불쾌감 등의 문제를 촉발할 수 있는 것이다. 이 요법 역시 움직임이 느껴지면 움직임의 방향을 따라가는 것이 중요하다. 호흡기 횡격막 풀어주기는 두개천골 요법을 시도하기 전에 반드시 선행되어야 한다.

뇌를 풀려면 반드시 호흡기 횡격막이 풀려야 한다. 이 부분이 풀리지 않으면 다음 단계로 진행할 수 없기 때문이다. 그런데 이 횡격막에는 미주신경, 임파 배출관, 대동맥, 대정맥, 내장신경 등 다양한 장기가 통과한다. 대개 이 요법에서는 명치 부위에 올려놓은 손을 통해 움직임을 감지하게 된다. 필자의 경험에 의하면 가장 늦게 풀리는 곳이 바로 이 부위이다.

그래서 더욱 집중하고 정성을 들여야 한다. 말했다시피 CST는 여러 번 되풀이 해도 문제 될 게 전혀 없는 접촉이다. 따라서 시도한 접촉요법이 만족스럽지 않을 때는 다시 시도하면 되는 것이다. 횡격막의 긴장은 이차적인 문제로 옮겨갈 수 있어서 매우 중요하다. 문제가 심각해지기 전에 횡격막 풀기를 통해서 균형을 되찾아야 한다.

흉곽입구 풀어주기

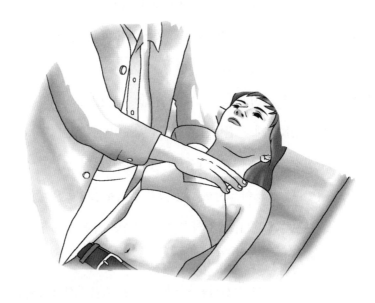

흉곽입구 풀어주기

　인체의 혈액과 임파액은 모두 흉곽입구를 지난다. 임파액은 면역 담당의 주요 요소로서 흉곽 입구에 비정상적 긴장이 발생하면 두개 골 움직임에 방해가 된다. 왜냐하면 혈액과 임파액이 정체되어 정상 적으로 뇌에 공급되지 못하기 때문이다. 흉곽 입구는 세로로 뻗어 있 는 근막과 가로로 뻗어 있는 근막의 교차로로 여러가지 문제가 발생 하는 지점이다.

　근막을 이완시켜 운동성을 활발하게 하면 척추 부근 관절들의 움 직임 역시 활동적이게 된다. 만약에 근막이 긴장이 풀려 활성화된다면 신경계의 흐름에 따라 목 부위 근육의 긴장을 감소시키게 된다. 흉곽 입구에는 여러 개의 비스듬히 뻗어내린 근막들이 자리 잡고 있다. 이 근막들이 뼈의 움직임이나 유동맥 및 근막 자체의 움직임에 큰 영향을 미치는 것으로 알려져 있다. 특히 이러한 근막은 두개골과 천골, 미골 등에 뻗어 있어서 근막의 과긴장과 제한, 불균형은 장애의 중요한 요소가 되는 것이다. 이것의 자세한 과정은 앞에서 밝힌 『두개천골요법』(지우출판) 10 STEP편에 상세히 안내하고 있다.

우리가 접촉을 시도하는 동안 주의할 점은 계속 강조한 것처럼 미세한 힘이다. 5g정도의 미세한 힘을 주어야 한다. 과도한 힘은 절대 안된다. 그리고 환자의 움직임을 시술자가 따라가야 한다는 점이다. 다만 하나의 어떤 움직임이 다른 방향으로 다시 움직이는 것은 저지해야 한다. 피시술자의 손이 만약 무의식적으로 움직인다면 그 움직임을 따라가야 한다. 따라가되 시계 반대 방향으로 회전시키지는 말아야 한다. 어떠한 움직임이 일어나든지 가능한 그대로 하도록 내버려 두어야 한다는 말이다.

설골 풀어주기

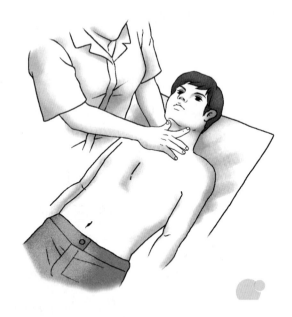

설골 풀어주기 그림 삽입) 두개책 97쪽 참조

    설골은 성인 남자의 상징으로 턱밑의 볼록 튀어나온 부분이다. U 자 모양을 하고 있으며 가로의 길이보다 세로의 길이가 2배 정도 길다. 두개천골계의 직접 부위는 아니지만 근막이나 근육들이 붙어 있기 때문에 중요하게 다루어야 한다. 특히 CST에서는 설골이 풀려야 두개골이 원활하게 풀리기 때문에 다른 부위 못지않게 중요한 것이다.

    설골은 다양한 근육으로 구성되어 있다. 하악골과 연결된 근육은 혀나 설골을 끌어당기는 역할을 한다. 음식을 삼키는 연하작용을 하고 빨아먹는 기능도 한다. 이러한 근육에 장애가 발생하면 정서적 불안, 과긴장, 목의 불편함 등 다양한 문제가 나타난다. 설골에는 상하운동을 돕는 근육이 있는데 이는 하악골이나 측두골과도 긴밀히 연결되어 있다. 그래서 설골에 문제가 발생하면 하악골, 측두골의 문제로 비약할 수 있다.

설골 부위를 통과하는 경추신경들에 의한 신경총이나 동맥의 압박은 손을 저리게 만든다. 어깨의 통증이나 뻐근함도 이런 과정에서 발생한다. 따라서 설골을 풀어주면 경추와 대후두골 사이에 존재하는 모든 연조직을 이완시켜준다. 움직임이 느껴지면서 열감과 더불어 풀리는 현상이 나타날 것이다. 설골 부위는 턱관절에 관련된 문제들과 긴밀하게 연결되어 있다. 따라서 설골을 이완시켜주는 과정이 매우 중요하다.

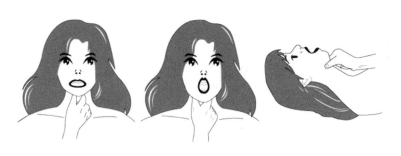

설골 풀어주기

설골에 부착된 근육 가운데 특히 갑상설골근은 설골이나 연골을 끌어당기며 두개천골계와 연결하는 기능을 한다. 쇄골과도 연결되어 있어서 흉곽입구 문제와도 긴밀히 연관되어 있다. 목이 잘 쉬는 사람, 침이 잘 나오지 않는 사람은 설골 풀기를 자주 할 필요가 있다. 목을 많이 사용하는 교사, 아나운서, 교수, 말을 많이 하는 직업의 종사자는 이 과정을 생활화하면 큰 도움이 될 것이다.

두개저 풀어주기

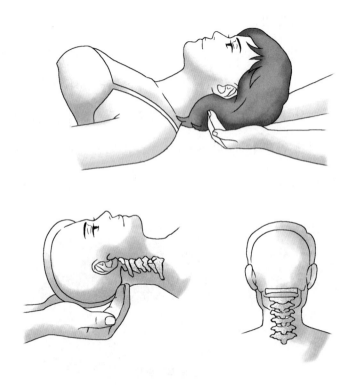

두개저 풀어주기를 위한 손의 자세

현대인의 스트레스를 비롯한 다양한 질환을 해결할 수 있는 훌륭하고 효율적인 요법이 바로 이것이다. 특히 현대의 ADHD성 질환, 우울증, 자폐증, 치매 등은 두개저 풀어주기 요법이 가장 중요하다고 하겠다. 여기에서 두개저는 다양한 부위가 포함된 개념인데 전두골, 사골, 접형골, 측두골, 후두골을 포함한 광범위한 곳을 두개저라 한다. 따라서 두개저 풀어주기를 하면 이와 관련한 문제성 질환들이 놀라울 정도로 호전되는 것을 경험할 수 있다.

두개저 부위의 문제는 두개천골계 전체의 문제로 직결된다. 이 부위의 긴장과 스트레스는 인체의 다양한 기능의 문제로 비약한다. 두개저를 움직여서 경정맥공 주위의 조직을 이완시켜 뇌로부터 경정맥을 통한 뇌척수액이 원활하게 배출되도록 한다. 뇌척수액이 정상적으로 작용하면 두개천골계의 움직임이 더욱 왕성해진다. 경정맥공을 통과하는 설인신경, 미주신경, 척수부신경 등은 후두골의 압박을 풀어준다. 이렇게 되면 혀와 목구멍, 뒷머리(후두) 부위의 기능이 향상하게 된다. 또한 위장과 대장의 기능을 활성화한다. 그리고 목과 어깨 통증 및 요통을 줄어들게 한다. 전체적으로 몸의 긴장을 완화하도록 한다.

이 요법은 뇌의 중점적인 관리 이전에 철저히 선행되어야 한다. 그리고 두개저를 풀기 이전에 흉곽 입구나 설골 등이 순서대로 풀려야 한다. 두개저의 뒤틀림 현상은 여러 요인에 의해 관절들에 가해진 긴장들을 만들어낸다. 앞에서 언급한 굴곡과 신전의 지속으로 장애를 유발하는 것이다. 우리가 중점적으로 얘기하고 있는 ADHD 역시 이런 뒤틀림 현상과 무관하지 않기 때문에 반드시 두개저 풀어주기를 해야 한다.

두개저의 측방에서 일어나는 장애는 출생과정에서 발생하는 경우가 많다. 이는 학습장애, 독서장애, 기억력 저하, 발달장애, 자폐증, ADHD의 문제로 나타날 확률이 매우 높은 것이다. 우리가 CST를 시도하면 피시술자는 대개 수면에 빠지게 된다. 공중에 붕 떠 있는 느낌을 받을 수도 있다. 피시술자는 나른함을 느끼고 시술자는 손가락 끝에 뜨거운 기운을 느낄 것이다. 손가락 끝의 뜨거운 기운은 일종의 독소 물질이라고 우리는 생각한다.

사실 두개저의 압박 장애와 가장 관련이 깊은 것은 우울증이다. 그리고 뇌성마비나 자폐증, 발작증 등의 문제도 이와 관련이 깊다. 두개저와 관련한 수많은 장애들이 있는데 압박을 받은 방향에 따라 장애의 형태가 다르게 나타나는 것이다. 두개골 봉합의 문제, 두개저의 압박 및 긴장(스트레스) 문제는 우리가 염려하는 다양한 난치성 질환의 원인이 된다. 하지만 책에서 제시한 대로 꾸준히 CST를 시도하면 장애를 완화, 해결할 수가 있다.

요추와 천골 풀어주기

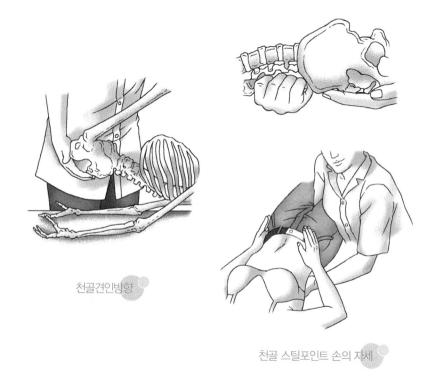

천골견인방향

천골 스틸포인트 손의 자세

천골 풀어주기

요추와 천골 사이의 압박은 심각한 두개천골 관련 장애의 요인으로 작용한다. 요추와 천골이 압박되면 두통, 지적 장애, 집중력 저하, 과잉행동, 우울증 등으로 악화할 수 있다. 요추와 천골의 압박은 두개골의 과상돌기에 붙어있는 두판상근, 두장근, 전두직근의 과긴장을 불러와 두개저를 압박하는 한 요인으로 작용한다. 그래서 요추와 천골을 분리시키는 시술을 할 때 다른 사람이 두개저를 동시에 이완시키면 매우 효율적이라 할 수 있다.

뇌척수액을 빼내려고 만약 요추천자를 사용했다면 두개저에 분명 압박이 가해졌을 것이다. 우리는 인체에 관해 상세히 알고 있기 때문에 경막과 지주막의 유착과 요추 5번과 천골 1번 사이에 뇌척수액이 고여 있는 것을 쉽게 발견할 수 있다. 우리가 CST를 시도할 때 먼저 이러한 정보를 알고 풀어주기를 해야 한다.

요추와 천골의 압박은 턱관절과도 관련이 깊다. 하악골의 관골돌기에 위치한 디스크가 빠지면 경막의 긴장을 조성한다. 경막의 긴장은 다른 경막에도 영향을 끼친다. 요추와 천골의 압박은 목의 굴곡과 신전을 일으켜 두개저에 영향을 미친다. 그러므로 이곳의 압박을 해소해야 한다. 나이가 들수록 이런 압박은 인체에 부담이 되기 때문에 반드시 릴리즈 시켜야 한다.

뇌경막관 풀어주기

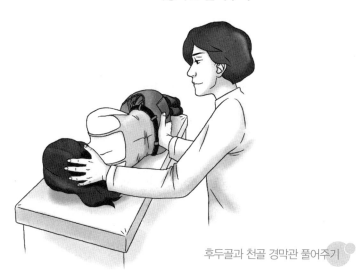

후두골과 천골 경막관 풀어주기

뇌경막관 풀어주기

　뇌경막관 풀어주기는 후두골과 천골 사이에 있는 경막관을 늘려 줌으로써 수축되어 있는 경막관의 긴장을 이완시키는 요법이다. 피 시술자는 옆으로(측와위)로 눕고 머리가 밑으로 치우치지 않도록 베개로 받친다. 한 손으로 후두골을 터치하고 다른 한 손은 천골을 접촉한다. 천골 접촉 시 긴장점을 찾고 긴장된 부위를 감지하였다면 후두골의 경막관을 접촉한다. 그러면 경막관이 고무줄처럼 늘어났다가 좁혀졌다가 하는 느낌이 전해올 것이다. 이 요법은 경막관을 2mm

정도 늘려준다고 생각하면서 시작한다.

후두골에는 목의 굴곡을 관장하는 두장근과 전두직근, 두판상근이 있다. 이러한 근육은 목을 움직일 때 스트레스를 받게 되어 있다. 후두골을 촉진할 때 뇌경막관이 이완되는 동시에 이러한 근육들이 같이 이완된다. 왜냐하면 두장근과 전두직근의 수축은 뇌경막을 움직이지 못하게 잡고 있는 역할을 하기 때문이다. 척추의 경막은 제2, 제3경추의 척추관 뒷면에 부착되어 있다. 경추 제2번과 제3번은 태아가 산도(産道)를 빠져나올 때 산파에 의해 쉽게 손상 혹은 압박을 받는 부분이다.

산도에서 태아가 세상 밖으로 머리를 내밀 때 성급한 산파는 태아의 측두골과 후두골을 잡고 끌어당기게 되는데 이 과정에서 경추 제2번과 제3번이 압박을 받게 된다. 이 부위의 경추가 압박받게 되면 경막이 후두골의 과상돌기에 끼이게(압착) 되는데 이것이 나중에 장애로 나타난다. 이렇게 태어난 아이들은 ADHD, 학습장애, 틱 장애 등이 될 확률이 높다.

뇌경막관 이완 시에 후두골의 터치는 그래서 중요한 것이다. 천골을 접촉한 손은 뇌척수액의 순환을 느껴야 한다. 만약 느끼지 못하면 더욱 섬세한 훈련과정을 거쳐야 한다. 그래야 척추로 뻗어 있는 경막관의 유착 또는 긴장점을 찾을 수가 있다. 뇌경막 풀어주기는 교감신경을 안정화시키는 데 탁월한 효과가 있다.

전두골 들어 올리기

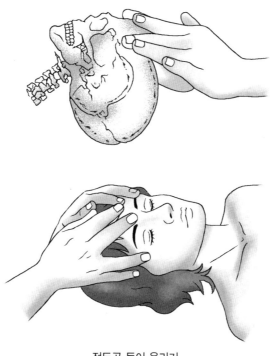

전두골 들어 올리기

전두골 풀기는 두개골을 풀기 위한 첫 번째 관문이다. 전두골은 두정골, 측두골, 접형골 등과 긴밀히 연결되어 있다. 전두골 경직의 문제는 집중력의 저하로 장애를 호소하는 사람들 특히 아이들의 문제와 연관이 깊다. 전두엽은 치밀한 계획을 세우고 가치관을 확립하

제9장 CST 10 STEP과 그 부속 요법

며 이를 실천하기 위한 태도를 정립하는 데에 중요한 역할을 한다.

두개저 풀어주기 이후 실시하는 전두골은 봉합이 열리지 않으면 전두골에 긴장이 생기며 저항력이 느껴진다. 손바닥과 무지(拇指:엄지)로 전두골을 안으로 접촉 후 상방으로 살짝 끌어올리는 게 핵심이다. 다른 요법과 마찬가지로 작은 힘의 상태를 유지하며 3~5분 정도 실시한다. 열감과 동시에 이완되는 느낌을 받으면 요법을 마친다.

뇌는 오른쪽과 왼쪽으로 나누어져 있다. 그러므로 대뇌를 두 개의 반구로 나누는 고랑을 볼 수 있는데 바로 사골 근처 대뇌겸은 이 고랑을 갈라주는 세로로 된 경막이다. 전두골은 이 대뇌반구를 나누는 경막에 의해 제한되는 경우가 많다. 시술자가 전두골을 들어올릴 때 이러한 제한으로 인한 저항이 생기게 마련이다. 이 저항 역시 요법을 통해 완화되는 것을 느낄 수 있다. 경막의 저항이 잘 풀리지 않을 때 우리는 에너지 전송을 통해 경막의 긴장을 완화할 수 있다.

두정골 들어 올리기

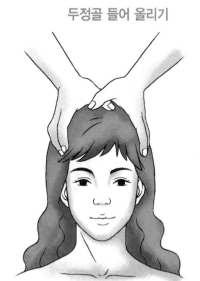

두정골 들어 올리기

두정골 들어 올리기는 뇌의 뚜껑을 위쪽에서 미세한 힘으로 벗겨내는 동작을 연상하면 된다. 아주 작은 힘으로 두정골을 감싼다. 엄지손가락을 제외한 나머지 모든 손가락은 두정골을 동그랗게 감싸 안는다. 마치 독수리가 먹잇감을 낚기 위해 살며시 먹잇감에 앉는 듯한 동작을 연상하면 된다. 그리고 엄지손가락은 피부에 닿지 않는 것이 좋다. 두 개의 엄지손가락이 서로 피시술자의 머리 위에서 X자로 교차시키는 것을 원칙으로 한다.

제 9 장 CST 10 STEP 과 그 부속 요법

235

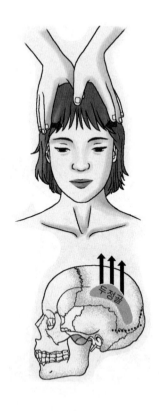

두정골 요법 손의 자세

이 요법은 다양한 장애에 몹시 효과적이다. 특히 다리에 문제가 있거나 중풍의 예방과 뇌경색 예방에 탁월하다. 그리고 언어적인 문제의 경우 십중팔구 두정골의 문제에서 비롯되는 것으로 알려져 있다.

5g 정도의 약한 힘으로 압박한다. 힘을 주었다는 느낌이 들지 않을 정도의 가벼운 힘이다. 3~5분 정도 지속적인 압박을 준다. 그러면 접촉 부위가 열리며 열감이 느껴질 것이다. 열감을 느끼는 순간 동작을 멈춘다. 이런 과정을 여러 차례 반복해도 좋다. 이렇게 해서

두정골의 봉합이 열리면 그 틈으로 뇌척수액이 원활히 움직인다. 움직임이 느껴지고 아주 가는 틈새처럼 벌어지는 느낌이 마음속에 전해 올 때 동작을 천천히 멈춘다. 두정골이 풀리면 뇌의 압력이 약해지는 것을 느낄 수 있다.

접형골 풀어주기

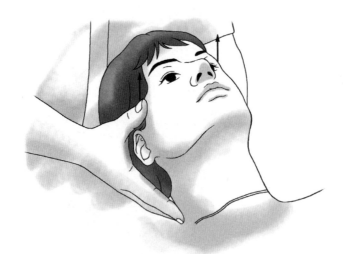

접형골 풀어주기

접형골은 나비가 날개를 펼치고 있는 모양을 하고 있다. 두개저의 중앙에 위치하고 있으며 전두골과 두정골, 측두골과 경계를 이룬다. 그러므로 두개골 리듬 운동에 중요한 역할을 담당하고 있는 곳이다. 접형골과 연관된 근육들이 비정상적으로 제한되어 있으면 접형골의 정상적 기능이 억제되며 움직임 또한 부자연스럽다.

접형골에 부착된 것들은 위의 관련 뼈들 이외에도 서골이나 사골, 후두골, 관골 등과도 연결되어 있다. 접형골이야말로 두개골의 중추로서 율동적으로 움직이게 하는 핵심 역할을 하고 있다. 접형골의 문제는 자폐증, 치매, 파킨슨병의 문제와 깊은 관련이 있다. 이 요법을 통해 이러한 질병의 예방과 치유에 탁월한 효과를 기대할 수 있다.

양쪽 눈 끝에서 바깥쪽으로 약 2cm 후방에 양손을 댄다. 접형골에 접촉한 양쪽 손의 엄지 끝으로 접형골을 가볍게 터치한다. 15초~3분 후 그대로 위로 들어 올린다. 나머지 양쪽 손으로 후두골을 부드럽게 감싼다. 양손의 엄지는 접형골의 부드러운 조직에 닿도록 한다. 접형골의 움직임은 두개천골의 움직임에 따라서 전후의 움직임 방식이 달리 나타난다.

접형골은 접형골과 전두골의 봉합선을 통해 전두골의 아래 부위가 앞쪽으로 움직이게 하는 역할을 한다. 전두골의 회전축은 접형골 큰 날개의 영향을 받아 전두골을 반대 방향으로 돌게 한다. 서골은 접형골 뼈의 영향으로 접형골 큰 날개의 영향을 거스르는 역할을 한다. 또한 측두골은 후두골의 강한 영향에 의해 접형골을 조절하는 역할을 한다고 할 수 있다. 이렇듯 접형골, 측두골, 전두골, 후두골 등은 아주 긴밀히 연결되어 있어서 하나의 문제로 다른 문제를 유발한다. 또한 하나의 상태가 호전되면 다른 상태도 호전된다. 두개골의 문제로 다양한 질환이 발생하는 것과 마찬가지로 두개골의 치료로 다양한 질환이 치료되는 놀라운 일 역시 일어나는 것이다.

측두골 풀어주기

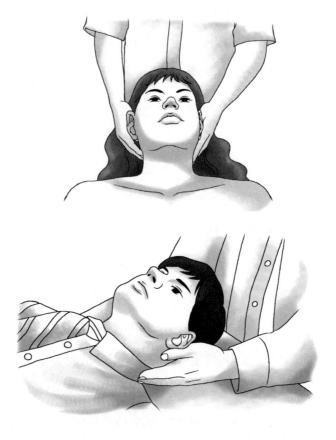

측두골 풀어주기

측두골은 접형골과 접하고 있다. 두정골 및 후두골과도 접해 있다.

측두골은 접형골과의 접촉으로 움직임의 제한을 받을 가능성이 많다. 또한 후두골과의 접촉에 의해 접형골에 영향을 미치는 것으로 알려져 있다. 측두골은 양쪽 귀의 약간 위쪽으로 2개가 자리 잡고 있으며, 귀의 바로 뒤쪽에 위치한 유양돌기는 측두골의 일부이다. 측두골은 출생의 순간에는 몇 개의 부위로 분리되어 있지만 출생 후 얼마 되지 않아 하나로 결합되는 것으로 알려져 있다.

측두골은 다양한 부위와 연결되어 있어서 측두골의 문제는 다양한 신체적 장애를 일으키게 된다. 무엇보다 어지럼증이나 귀에서 소리가 나는 이명(耳鳴)현상 등은 측두골의 문제와 관계가 있다. 따라서 CST를 통해 신체적 리듬을 회복하고 특히 측두골을 중점적으로 풀면 이러한 문제를 해결할 수 있다.

측두골은 두개골에서 빼놓을 수 없이 중요한 부위다. 측두골이 들어가 있으면 누구나 병이 시작되고 있다는 신호다. 따라서 측두골을 유심히 관찰해보면 현재 몸의 상태를 알 수 있다. 측두골의 치료는 양쪽 손으로 접촉한 다음 같이 밀어주고 같이 놓아주는 동작을 반복하며, 그 다음에는 한쪽만 밀어주고 다른 쪽은 놓는다. 반대쪽을 밀어주고 놓으면 된다. 그런 다음 이어풀을 하고 TMJ를 풀어주면 놀라운 효과를 보인다. TMJ치료 시 측두골과 상악골을 먼저 치료하는 것을 잊어서는 안 된다. 측두근이 이완되지 않으면 TMJ 치료가 어렵다.

접형골과 측두골은 서골과 긴밀한 관계를 형성한다. 이 서골이 호흡 시에 콧구멍으로 공기가 빠져나오도록 나누는 공간이다. 문제가 있을 때 경막을 치유하는 간접방법으로 저절로 치료된다. 측두골은 관골(광대뼈), 상악골, 구개골(입천장의 작은뼈)등과 연결되어 있다. 숨을 잘 쉬려면 서골이 정상이어야 한다. 서골에 문제가 발생하면 알레르기가 생기고 다른 문제가 발생한다.

문제가 생겨 입으로 호흡을 하면 오염된 공기, 벌레, 균들이 걸러지지 않고 그냥 들어가 버린다. 아이가 손가락을 빠는 행위는 흔히 서골의 문제일 수 있다. 손가락을 깊게 빨거나 얕게 빨거나 하는 상태는 플랙션이냐 익스텐션이냐에 따라서 다르다. 압박에 의해 안면 신경통이나 관골의 서블럭세이션이 나타나게 된다. 따라서 얼굴이 찌그러지는 결과를 가져온다.

유양돌기는 귀의 꼬리에서 머리를 따라 올라가다 보면 귀와 머리가 만나는 중간쯤에 있는데 엄지손가락으로는 유양돌기를 감싸고 양쪽 다른 손가락으로는 배구 리시브하듯 깍지를 끼고 후두골을 감싼다. 처음에는 양손에 동시에 힘을 가해 안쪽으로 밀어 넣어준다. 이런 자세로 3~5초 뒤에 느슨히 풀며 이런 동작을 반복한다. 그리고 이번에는 오른쪽 손으로 안쪽을 향해 압박을 가하고 역시 3~5초 정도 뒤에 푼다. 이번에는 왼쪽 손으로 안쪽을 향해 압박을 가하고 역시 3~5초 정도 뒤에 푼다. 오른쪽과 왼쪽을 번갈아서 시도한 다음 요법을 멈춘다.

측두골은 여러 부위에 닿아 있다. 다양한 근육들과 부착되어 있는데 중요한 것은 그 부위의 봉합선들이 서로 연결되어 있다는 것이다. 이러한 봉합들은 후두골과 접형골의 깊숙한 부위까지 뻗어 있다. 이런 관계로 측두골은 언제나 위험한 상황에 노출되어 있는 셈이다. 근육의 문제, 봉합의 문제는 측두골의 문제를 유발한다. 그리고 근막, 경막 등의 문제 역시 측두골의 문제로 연결되어 다양한 기능 장애의 원인이 된다. 사시의 문제, 자폐증, ADHD는 측두골과 문제가 깊다. 만성 통증 역시 측두골의 문제로부터 비롯되는 경향이 있다. 따라서 측두골 풀어주기는 현대인들이 일상생활처럼 시도해야 할 요법이다.

귀 당기기(ear pull)

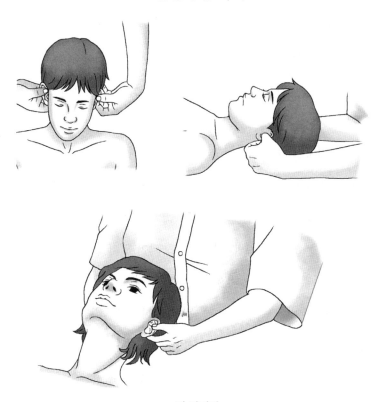

귀 당기기

이 요법은 측두골 풀어주기에 딸린 요법으로 독립적으로도 실시할 수 있다. 귀는 매우 예민한 기관이다. 흔히 귀를 많이 잡아당기면 장수한다는 말이 있다. 측두골의 압박으로 인한 자폐증이나 기타의 심각한 행동장애 등이 나타나는 경우 이어풀(ear pull) 요법을 통해 치료의 효과를 높일 수 있다. 특히 이어풀은 이명(耳鳴)에 효과적이라는 임상이 많다. 귓불을 45도 측면으로 2~3회 가볍게 잡아당기는 동작만으로도 효과가 나타난다. 귓바퀴의 안쪽을 가볍게 잡고 그 상태에서 45도 측방으로 잡아당긴다. 그런 상태에서 뒤쪽으로 살짝 잡아당긴다. 이것이 이어풀의 한 세트 요법이다.

귀 당기기에서 가장 중요한 대목은 잡은 귓불이 미끄러져 나가는 경우이다. 엄지와 검지손가락으로 잡은 귓불이 자꾸 미끄러진다. 그런데 미끄러지면 다시 시도하고 절대 미끄러지는 것을 저지하지 않아야 한다. 풀리는 현상이 감지될 때까지 지속하며 열감과 함께 부드러움이 감지될 때 요법을 멈춘다.

귀 부위에는 고유수용체가 많이 분포되어 있다. 고유수용체는 고유수용성 감각의 기능이 내재(內在)되어 있다. 고유수용성 감각이란 신체의 움직임이나 위치, 행동 등을 감지하는 능력 즉, 공간에 대한 인식, 균형감각 등을 인식하는 능력이다. 고유수용체는 신경계와 밀접한 관계를 가지고 있다. 근육, 힘줄, 관절, 피부, 내이(內耳:고막 안) 등의 신경 말단에 위치한 특수센서라고 이해하면 쉽게 이해할 수 있을 것이다. 움직임, 위치, 물리적인 힘, 주위의 상황, 환경의 변화와 같은 정보를 뇌에 전달하는 기능을 한다. 이런 부분에 문제가 있는 사람들은 많은 사고의 위험에 노출되어 있는 셈이다. 우리는 CST와 귀 당기기 동작을 통해 이런 문제를 해결하고 있다.

균형감각이 흐트러지면 턱관절의 압박이나 머리 통증을 호소하게 된다. 귀 당기기는 이런 경우 효과를 발휘할 수 있다. 시술자가 잡아당길 때 측두골에 쉽게 반응이 오면 압박은 없거나 매우 가벼울 뿐이다. 그러나 쉽게 움직이지 않고 저항을 하면 풀리는 현상이 느껴질 때까지 잡아당기기를 지속한다. 이 요법은 아주 짧은 시간에 완성된다.

제9단계

하악골 풀어주기

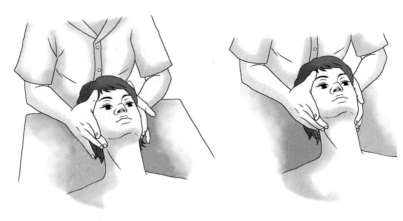

하악골

하악골 풀어주기는 하악골을 머리 방향으로 견인하는 하악골 들어올리기와 미방(尾方:꼬리방향)으로 견인하는 하악골 내리기가 있다. 머리 방향 견인으로 악관절을 양쪽으로 압박한 다음 미방의 견인으로 악관절을 분리시킨다. 그러면 새로운 뇌척수액이 공급된다. 또한 열감을 느끼고 동시에 부드러운 느낌도 받는다.

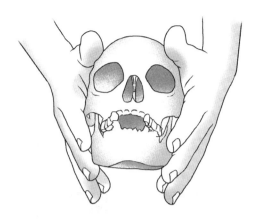

턱관절 접촉 최초 손위치

　뇌척수액이 새롭게 재공급되면 두뇌에도 새로운 균형이 이루어진다. 이러한 균형이 율동적인 움직임을 유지하게 만든다. 결과적으로 두뇌의 생명력은 활발하게 되고 면역력 또한 강화될 것이다. 하악골은 앞과 뒤로 흔들리는 경향이 있다. 그리고 좌우로 움직이려는 성질도 지니고 있다. 이러한 움직임에 대해 시술자는 저항하면 안 된다. 피시술자의 움직임을 자연스럽게 따라가야 한다. 하악골이 이렇게 움직이려고 하는 것은 고유의 균형점을 찾기 위한 과정이라 할 수 있다. 이러한 과정을 마치면 전후, 좌우의 움직임 역시 정지될 것이다. 일종의 스틸 포인트에 도달한 것이다.

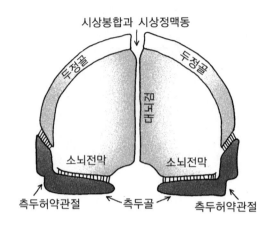

시상봉합과 시상정맥동

두정골

두정골

겸거줄

소뇌전막

소뇌전막

측두허약관절

측두골

측두허약관절

하악골 견인이 미치는 영향

　두방(頭方) 견인과 미방(尾方)견인은 결국 균형을 이루기 위한 동작이다. 미끄러지는 것을 방지하려면 시술자의 손가락으로 피시술자의 피부를 충분히 압박한다. 그리고 시술자는 가능한 한 피시술자의 피부 위에서 움직이지 않는다. 두방으로 견인하면 측두골에 힘이 가해진다. 측두골 장애는 턱관절 장애를 통해 수반하는 경우가 많다는 것을 잊지 말아야 한다.

　하악골의 미방 견인은 결국 뇌척수액의 움직임을 활발하게 하기 위함이다. 미방이란 꼬리뼈 부위를 향해 견인한다는 말인데 여기서는 턱관절의 양쪽 각진 모서리를 말한다. 시술자의 손으로 미방으로 힘을 가한다. 그리고 하악골에 단단히 부착되어 있는 피시술자의 피부 중에 느슨한 부위를 약간 잡아당겨 견인하면 그 힘이 하악골에 전달된다. 이러한 과정 중에 악관절이 분리되고 균형을 찾는다. 결국 뇌척수액이 원활하게 돌아 ADHD성 질환 등 뇌질환 예방과 치유에 놀라운 효과를 보여준다.

제10단계 (10 STEP의 마지막 단계)

CV4요법

CV4 요법의 자세는 제1단계에서 설명한 그림과 같다. CV4는 제4실 압박법을 말한다. 이때의 제4실이라 함은 제4뇌실을 말한다. CST는 시작 단계와 마치는 단계가 동일하다. 시작의 CV4는 오케스트라가 준비한 연주곡을 잘 연주할 수 있도록 워밍업을 하는 단계라 할 수 있다. 하지만 최종 단계로서 CV4의 의미는 약간 구별된다.

마지막 요법으로서 CV4는 모든 것을 안전하고 평온한 단계로 안내하는 단계라 할 수 있다. 지금까지 실시한 여러 요법을 종합하여 마무리하는 단계, 오케스트라의 마지막 곡처럼 인상적이며 여운이 감도는 순간이다. 이미 알고 있겠지만 CV4는 후두골 즉, 우리가 손으로 머리 뒤통수 부위를 만졌을 때 양쪽에 툭 튀어나온 부위에 적용하는 요법이다.

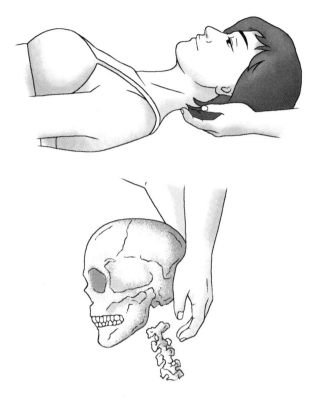

CV4 손의 자세

이것은 인체의 조직들을 유연하게 만들며 뇌척수액의 움직임을 활발하게 한다. 결과적으로 마지막에 실시하는 CV4는 의식하지 않아도 원활하게 작용하는 심장의 박동처럼 자율신경의 작용을 원활하게 만드는 것이다. 이제 우리가 제시하는 기본 요법은 마무리된 셈이다. 이것이 바로 인체가 가지는 고유의 치유 능력이다. 인체의 내부에 의사가 존재하여 우리는 그 내부에 존재하는 의사로 하여금 스스로 치유할 수 있도록 충실한 안내자 역할을 했던 것이다.

이상으로 앞에서 제시한 10 STEP 프로토콜을 순서대로 시도하면 인체에 놀라운 반응과 더불어 신비로운 치유의 세계를 경험하게 될 것이다. 이것이 바로 인체가 지니는 고유의 치유 능력이다. 인체는 물이 자정(自淨)작용을 하는 것과 마찬가지로 어떤 상황이 주어지면 스스로 치유할 수 있을 정도로 너무 똑똑한 존재다. 우리는 이런 치유의 능력을 받아들여야 한다.

그리고 세상에서 과학만이 모든 것을 말해주는 것은 아니다. 과학 이외의 놀랍고 신비로운 경험과 현상들도 충분히 존중할만한 가치가 있는 것이다. 과학이 만사는 아니라는 말이다. 물론 우리가 말하는 CST는 과학의 영역이고 의학의 영역이다. 더군다나 현대 최첨단을 달리고 있는 양자물리학의 영역으로 설명할 수 있는 대상이다. 그럼에도 필자가 이런 글을 쓰고 있는 이유는 놀라운 치유의 경험 때문이다. 이처럼 인체의 무한한 능력을 받아들이는 순간 우리에게 치유의 능력은 훨씬 강력하게 나타날 것이다.

뇌는 가소성(변화와 발전)을 지니고 있다. 우뇌를 잃은 사람은 훈련으로 좌뇌가 활성화한다. 시각 장애인은 소리를 들을 때 청각 영역뿐만 아니라 시각의 영역도 활성화된다. 오른팔이 절단된 사람이 사라진 오른팔의 존재를 느낄 수 있다. 뇌가 환경에 맞도록 변화를 꾀해 왼팔의 감각까지 대신하고 있기 때문이다. 우리는 이런 무한한 영역의 가능성을 통해 CST를 시도하고 있다.

5. 부속 요법

1) V-spread(에너지 전송) 요법

CST에서 부속 요법은 응용 프로그램을 활용하는 방식이다. 우리는 10 STEP 프로토콜을 기본으로 하며 그 밖에 몇 가지 응용 프로그램을 시도한다. 감히 최첨단 요법이라고 불러도 어색하지 않을 방법의 하나는 에너지 전송이다. 앞에서도 잠깐 언급했듯이 현대는 양자(量子)의 시대다. 양자를 적용한 양자 컴퓨터는 슈퍼컴퓨터가 1만 년 걸려 해내는 계산을 3분여 만에 해결한다. 양자의 원리를 다양한 산업에 적용함으로써 인류의 산업을 한 단계 끌어올릴 수 있는 것이다.

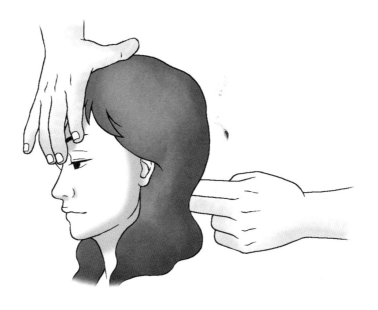

에너지 전송 손의 자세

우리는 일찍부터 양자의 원리를 에너지 전송을 설명하는 데 활용해 왔다. 인간은 감정뿐만 아니라 인체에서도 전기적 에너지를 발산한다. 인체가 전지, 발전기, 축전기 같은 역할을 하는 것이다. 에너지 전송은 이러한 사실에 기초를 두고 있다. 시술자의 피부는 자신만의 전기를 가지고 있으므로 외부적 환경이 발산하는 전기적 장애로부터 보호하는 절연체의 역할을 하고 있다. 두 사람의 피부가 접촉할 때 서로의 피부는 저항하지 않으며 오히려 전도성에 의해 하나로 통합된다.

이 요법은 한 사람의 손을 통해 다른 사람의 신체로 치료적 에너지를 전송하는 원리다. 치료 에너지는 우리 주위에 무수히 존재하는 자연스런 전자라고 보면 된다. 현대의 최첨단 과학은 양자물리학이다. 양자의 존재는 부정할 수 없는 현실이 되었다. 에너지 전송은 양자물리학으로 완벽하게 설명할 수 있는 요법이 되었다. 양자학을 바탕에 두지 않으면 에너지 전송의 원리를 마치 기적이나 신비한 마술처럼 생각할 수 있다. 우리 주위에 엄청난 전자가 존재하고 있으며 우리는 이런 전자를 활용하여 에너지 전송을 시도할 수 있다.

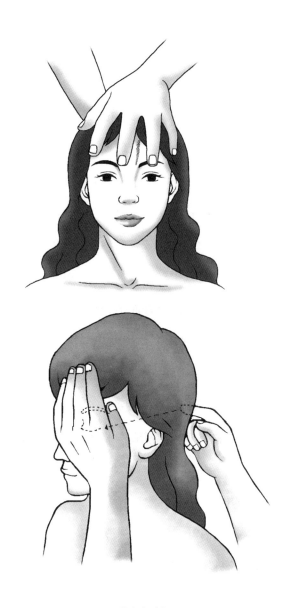

에너지 전송

인간의 몸속 에너지장은 몸 밖 1.2m~1.8m에서 측정된다. 스트레
스에 노출되면 근육, 척추, 근막, 기관 등에 에너지가 쌓인다. 우리는

에너지 전송을 통해 몸 자체의 진동수를 바꾼다. 세포가 재생하는 방식이 에너지의 이동을 통해 변화한다. 인체 감각 시스템이 활동적으로 작용하며 치유의 기능을 하는 것이다.

에너지 전송 방법은 매우 간단하다. 아픈 부위에 손을 갖다 대고 다른 손을 아픈 부위의 반대편에 위치시킨다. 그리고 다른 손의 엄지손가락과 두 번째 손가락으로 v자 모양을 만들어 자세를 취한다. 손가락이 피부 표면에 직각이 되도록 하며 양쪽 손을 통해 에너지가 전달되는 상상을 한다. 에너지는 지금 전송되고 있다.

에너지가 전송되면서 통증 부위에 움직임이 느껴진다. 율동적 움직임이 멎고 부드러워지면 에너지 전송을 멈춘다. 아픈 부분이 아주 양호해졌을 것이다. 우리는 전화상으로도 에너지 전송을 시도할 수 있다. 이것은 현대의 시각으로 보아 일종의 염력(念力) 혹은 초능력(超能力)이라고 해도 무리가 아니다. 시도하다 보면 뜻밖의 효과가 나타나기 때문이다. 한번 시도해 본다고 손해 볼 일은 없으니 우리는 당장 시도해 보라고 권하고 싶다.

눈이 피로할 때도 위의 그림과 같이 동작을 취하면 에너지 전송이 된다. 에너지 전송에 대한 우리의 임상은 무수히 많다. 무조건 따라 하면 된다. 아무것도 의심할 필요가 없는 것이다. 에너지 전송을 하는 데 어떤 비용도 발생하지 않기 때문이다. 잠깐 시간을 내서 책에서 지시하는 대로 따라 하면 되는 것이다. 벌이나 모기에 물려 부어올라서 가라앉지 않을 때 혹처럼 부어있는 자리에 에너지 전송을 하면 몇 회의 반복에도 효과가 나타난다.

애완견들 사이에 싸움이 나서 다친 상처에도 에너지 전송을 하면 놀라운 일이 벌어진다. 깊게 파일 정도로 달아난 피부에 수차례 반복하다 보면 새 살이 돋아난다. 강아지는 모두 ADHD라는 말도 있다. 유난히 어수선한 애완견은 이런 성질을 의심해 볼 필요가 있다. 주목할 것은 애완견을 대상으로 CST를 시도한 결과 강아지들이 놀랍도록 온순해졌다는 사실이다. CST는 애완견에게도 역시 인체와 같은 작용을 하는 것이다.

애완견에게 에너지 전송을 하면 분명히 반응을 보인다. 한 번 두 번 CST를 받아본 강아지들은 더 해달라고 자꾸 주인을 조른다고 한다. 애완견들 역시 사람처럼 잘 해보려고 노력한다. 하지만 잘되지 않는 것이다. 애완견이 한계를 느낄 때 스스로 슬픈 표정을 짓는다. 감정이 예민하여 더욱 혼자 있는 시간이 늘어나고 주인의 지시를 파악하려고 애쓰는 데 더욱 애를 먹는다. 애완견 같은 동물에도 효과를 보이는데 훨씬 소통이 잘 되는 사람을 향한 에너지 전송은 더욱 놀라운 효과를 보여준다.

에너지 전송에서 주의할 점은 반드시 환부의 반대쪽에서 시도해야 한다는 점이다. 반대쪽에서 권총을 쏘는 자세를 취하면 된다. 총알을 아픈 부위에 통과시킨다는 마음으로 자세를 취하고 에너지를 전송한다는 마음으로 시도하면 금방 결과가 나타난다. 에너지 전송의 효과는 직접적으로 나타나는데 15초에서 늦으면 5~7분 정도 시도하면 반응이 온다. 과거에는 이런 과정에 이의를 제기하는 사람도 있었다. 하지만 양자의 세계가 완벽하게 이를 입증했다.

에너지 전송은 특히 타박상이나 화상(火傷), 베거나 삐끗한 부위, 감염 부위나 피부의 혹 등에 탁월한 효과를 보인다. 눈에 생기는 다래끼, 모기에 물려 부은 데, 보톡스에 의해 불거진 상처나 혹에도 효과적이다. 이물질이 달라붙어 피부가 단단히 굳어있는 경우 이 요법을 시도하면 뜨거운 열감과 동시에 이물질이 용해되어 사라지는 놀라운 일이 일어난다. 믿을 수 없다면 지금 당장 당신의 몸에서 문제가 있는 부분을 향해 에너지 전송을 시도해 보라. 분명 놀라운 경험을 하게 될 것이다.

2) 체성감성 풀어주기(SER)

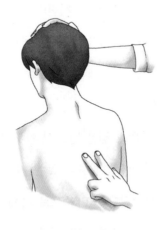

체성감성 풀어주기

체성감성 풀어주기는 과거의 기억과 관련이 깊다. 앞 장(章)에서 자세히 설명한 바가 있지만 워낙 중요한 항목이라 재차 강조하려고 한다. 사람은 누구나 과거의 나쁜 기억을 하나 정도 가지고 있다. 외상의 경험, 싸움한 경험, 외톨이 경험, 못 볼 것을 보았던 경험, 못 할 짓을 했던 경험, 부당한 대접 등 다양한 영역에서 우리는 외상 후 스트레스를 겪는다. 이런 문제로 인해 발생하는 질환을 위한 요법이 바로 체성감성 풀어주기 요법이다. 한국의 독특한 질환인 홧병 같은 것도 바로 체성감성 풀어주기를 통해 다스릴 수 있다.

이 요법은 시술자와 피시술자의 관계가 가장 밀접한 관계라고 볼 수 있다. 내면의 커뮤니케이션이 심층적으로 요구되고 있다. 시공간을 초월하여 환자의 신체에 발생한 모든 정신적 물리적 관계와 사건들을 내면으로부터 받아들여야 한다. 인체에 발생한 어떤 숨겨진 이야기, 가령 아주 어렸을 때 아버지로부터 학대받은 여자의 가슴에 맺힌 한, 소녀 시절에 가까운 가족으로부터 받은 충격적인 성폭력, 전쟁터에서 처참하게 죽어가는 전우의 죽음을 보았던 기억 등 다양한 상황을 경험했을 것이다. 이런 불행한 과거의 경험은 우리의 몸속에 큰 상처가 되어 존재한다.

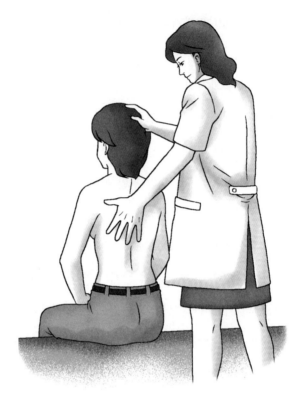

체성감성 풀어주기

우리는 흔히 병명도 모르는데 고통이나 통증, 장애 등을 경험한다. 우리는 과거의 상처로 인한 기억 때문에 내면의 통증을 겪고 있다. 그래서 체성감성 풀어주기를 하면 피시술자는 시술자와 함께 숨김없이 자신이 겪은 과거의 순간을 공유해야 한다. 그래서 체성감성 풀어주기를 과거의 기억과 관련이 있는 요법이라고 하는 것이다.

피시술자의 신체 내부에는 과거의 기억이 잠재되어 있으며 의식 혹은 무의식의 세계라고 할 수 있다. 몸속에 잠재한 기억을 밖으로 끄

부드러운 접촉으로 ADHD 극복하기

집어내 주면 피시술자의 고통이 치유되는 것이다. 자신도 모르는 사이에 과거의 기억에 빨려들어 자신의 기억세포를 열게 된다. 기억을 외부에 노출하면서 몸속에 각인된 상처의 고통에서 벗어나게 되는 것이다. 이 상황에서 피시술자는 시술자를 향해 경계심을 버리고 마음을 여는 것이 좋다.

체성감성 풀어주기를 하면 피시술자는 마음을 열 준비작업에 들어간다. 처음부터 작정하고 과거의 기억을 노출하지 않으려면 체성감성 풀어주기 요법을 아예 시도하지 말아야 한다. 현대의학으로 설명하기 어려운 이러한 질환은 우리 주위에서 아주 많이 볼 수 있다. 우리가 CST를 하면서 체성감성 풀어주기를 해보면 피시술자가 스스로 말을 하고 눈물로 과거의 상처를 호소하는 경우가 아주 많이 있다.

특히 우리는 요법을 시도하는 중에 외상(外傷)이 있었던 부위에 접촉한다. 피시술자는 금방 이완 상태가 되면서 울거나 말하기 시작한다. 그러면 우리는 피시술자의 상태를 살피면서 대화에 끼어들 것이다. 위 그림처럼 피시술자를 세워놓고 혹은 의자에 앉힌 다음에 체성감성 풀어주기를 시도할 수도 있다.

체성감성 풀어주기의 원리는 무엇일까. 이것은 결코 최면술도 아니고 무속이나 안수 기도 같은 종교적 의식도 아니다. 시술자는 피시술자의 신체 내부에 잠재하는 의식 혹은 무의식의 세계를 두드려서 맺힌 부위를 뚫어주어야 한다. 시술자와 피시술자 사이에 이런 마음의 공감대가 끈끈히 연결되어 있다면 훨씬 수월하게 서로가 목적하는 바를 얻을 수 있을 것이다. 이제 체성감성 풀어주기의 원리를 과학적으로 설명하고자 한다.

인체의 조직은 기억을 하고 있다. 이와 관련해 앞에서도 언급했다. 티슈 메모리(tissue memory) 즉, 조직기억이라고 한다. 인간의 피부조직은 피부에 일어난 일을 오래도록 기억한다. 외상이나 외부와의 물리적 접촉의 경우 혹은 정신적인 경우라도 그 순간에 대한 기억을 피부조직이 기억하는 것이다. 외상이 발생할 때 그 충격에 의한 에너지가 발생한다는 게 이 요법의 핵심이라 할 수 있다.

순간적으로 무질서한 에너지, 우리는 이것을 엔트로피의 확산이라고 한다. 무질서한 에너지가 발생하는데 인체는 그런 에너지를 받아들여 몸의 여러 곳에 분산시킨다. 들어오는 충격 에너지가 너무 크면 우리의 몸이 감당하지 못한다. 에너지를 분산시켜 인체는 정상에서 벗어나지 않으려고 한다. 그러나 이런 에너지 발생 사건 이후에 인체의 면역력이 떨어지게 되면 분산 에너지가 노출되기 시작한다. 말하자면 몸의 여기저기 병명도 없으면서 아프기 시작하는 것이다. 정신적 충격 에너지의 경우에도 조직의 어딘가에 기억의 흔적이 남아 있는데 이렇게 남은 것을 우리는 '에너지 낭포'라고 한다. 이렇게 남은 에너지 낭포를 없애버려야만 고통스런 기억에서 자유로울 수가 있다. 말하자면 외상 후 스트레스에서 벗어날 수가 있는 것이다.

가. 자세와 접촉(position&hold)

체성감성 풀어주기의 하나로'자세와 접촉'(포지션&홀드)은 특히 목 부위와 관련한 체성기능 장애를 풀어주는 요법이다. 피시술자는 앉거나 눕거나 다양한 자세를 취할 수 있다. 피시술자가 가장 편안한 자세에서 포지션&홀드를 시도하는 것이 좋다. 이것은 경추 근육을 최대한 이완시키는 데 효과적이다. 그런데 놀라운 것은 이런 요법을 시도하는 데 경추 근육의 이완과 무관하게 다양한 현상이 발생한다. 다양한 이유로 외상 후 장애를 앓은 사람들 대부분이 과거의 기억을 소환한다.

이것을 시도하면 열이 발생하며 격렬한 박동감을 느끼게 한다. 그리고 이 요법을 시도할 때 피시술자에게 다양한 증상이 나타난다. 우는 사람도 있고, 소리 지르는 사람도 있다. 또한 자신이 겪은 외상 후 스트레스의 상황을 재현하는 경우도 있다. 절대로 위험한 것이 아니므로 마음 놓고 시도해도 되며 피시술자와 대화를 통해 외상 후 스트레스를 제거하는 과정을 갖는다면 더욱 훌륭한 과정이 될 수 있다. ADHD 질환으로 고생하거나 의심받는 사람에게 이런 요법을 시도하면 뜻밖의 기억을 소환한다. 이런 과정을 거치면서 피시술자의 상태는 몰라보게 호전된다.

나. 다수의 손

앞에서 자세히 설명해 두었다. 다수의 손은 정말 놀라운 일을 만들어낸다. 기적 같은 일이 일어날 수 있다. 죽어가는 가족을 살릴 수가 있고 죽어가는 동료를 살릴 수도 있다. 하나의 마음을 담아 염원하는 힘이 응축된다. 피시술자는 매우 든든한 가족이나 동료애를 느끼므로 편안한 상태가 된다.

수많은 사람이 기도의 힘을 실어주는 것처럼 이 요법 역시 다수의 손으로 감동을 자아내게 한다. 백문(百聞)이 불여일견(不如一見)이니 주위에 도움이 필요한 사람이 있으면 당장 시도해 보라. 특히 가족의 힘이'다수의 손'을 통해 느껴질 때 더욱 유대관계가 깊어질 것이다. 그리고 이것은 하나의 공감대가 형성되는 장(場)이 되기도 한다. 하나로 응집된 가족의 에너지가 아픈 가족의 환부 주위를 선회(旋回)하고 있듯이 말이다.

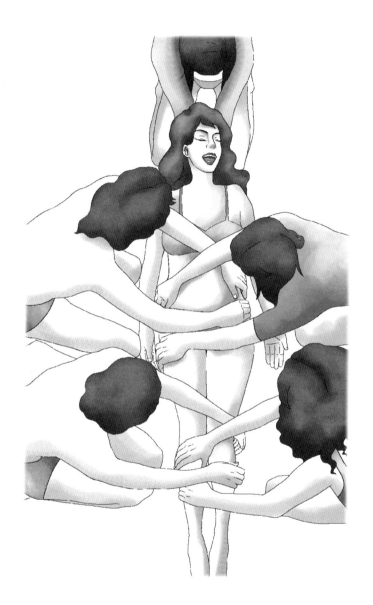

다수의 손

제10장 임상 사례편

유방암 후유증에서 해방!

정** (현재 CST 경험자)

저는 15년 전 유방암 수술했던 부위가 잘못되어서 그 수술선 자리에서 염증이 심하게 발현하여 통증이 시작되었습니다. 염증이 덩어리가 되어 병원 3곳에서 검사한 결과 암 수치는 안 나오는데 이상하게 혹 같은 덩어리가 여러 개 있었습니다. 치료를 고민하다가 부작용이 전혀 없다기에 CST를 받게 되었어요.

현재 12회 받았는데 기이한 반응이 생겼어요. 그동안 통증이 있어서 매일 잠을 못 잤는데 잠도 조금씩 자고 음식도 잘 먹게 되고 통증이 많이 줄었습니다. CST를 통해 원장님과 접촉하면서 세션 중에 하품이 15번 정도 연속 나왔고 복부에서 방귀가 배출되었습니다. 저는 무엇보다 아무런 부작용이 없어서 너무 좋습니다.

앞으로도 생활처럼 CST를 활용할 생각입니다. 이렇게 중요한 순간에 CST를 만나게 되었다는 것이 얼마나 감사한지 모르겠어요. CST 요법으로 접촉의 손길을 느끼는 시간은 인생의 감동을 느끼고 깨닫는 시간이 되었습니다. CST 접촉은 감동, 감동 그 자체입니다.

부드러운 접촉으로 ADHD 극복하기

CST의 놀라운 가족일지 공개

김** (ADHD성 아이의 맘)

7회차 후

1. 아빠를 거부하고 할머니를 자주 찾음(14개월까지 주말부부, 할머니와 같이 살았음)

2. 타인에 대한 거부감이 줄어듦.

3. 타인의 스킨십에 관대해짐.

4. 기다리기, 전환이 잘됨.

5. 실패 시 분노하는 일이 훨씬 줄어듦.

6. 전반적으로 감정조절이 잘되고 차분해짐.

7. 짜증내고 울면서 표현하기보다 말로 표현하는 경우가 많아짐.

30회차 후

1. 엄마와 분리가 잘되기 시작함.

2. 스스로 감정을 조절하는 모습을 보임. 울음을 그치고 본인의 생각을 이야기함.

3. 친구를 찾게 되고 친구에게 관심이 전보다 더 커졌으며 친구와의 스킨쉽을 거부했었는데 먼저 손잡고 포옹하는 모습을 보임.

4. 친구에게 자신이 좋아하는 과자 주기. 친구에게 몇 살인지 스스

로 묻기. 먼저 스스로 친구 이름 부르기.

5. 유치원에서 스스로 밥을 다 먹고 유치원에서 더 있겠다고 하며 적응을 잘하는 모습을 보임.

6. 유치원에서 율동도 즐겁게 따라 하고 손들고 발표도 먼저 함. 규칙이나 질서도 잘 지키고 거부감이 없어짐.

7. 과일을 생으로는 절대 안먹고 요플레에 잘게 잘라줘야 먹었는데 설사 이후로 생과일을 스스로 베어먹고 잘 먹음. 식욕이 좋아짐.

8. 설사 전에는 대변 냄새가 안 좋았는데 점액질 변 이후로 대변 냄새가 거의 안남.

9. 높은 곳을 무서워하고 몸이 흔들리는 것에 대한 불안이 컸는데 무서움과 불안이 많이 없어져서 승마도 하고 못 타던 미끄럼틀 및 놀이기구 타기가 가능해짐. 몸을 좀 더 자유롭게 사용함.

10. 제한된 관심사에서 벗어나 점점 다양한 관심사가 생기고 있음.

45회차 후

1. 대변 냄새 거의 안남. 땀 냄새도 거의 안남.

2. 제한된 관심사에서 관심사가 바뀌고 넓어짐.

3. 대화 주고받기가 훨씬 길게 됨.

4. 역할 놀이가 더 길게 가능해짐.

5. 놀이 수준이 높아짐.

6. 또래에 대한 거부감이 낮아짐. 친구 얘기를 먼저 꺼내기도 함.

7. CST 할 때 목뒤, 머리 만지기 거부가 심했는데 참고 견딜 수 있게 됨.

8. 타협과 협조가 훨씬 수월해짐.

〈김** 어머니〉

4회차 후

1. 피 검사 결과 루푸스 항체 7 정도로 낮아짐.

2. 불면증이 있었는데 잠을 잘 자게 됨. 잠들기까지 두세 시간 걸리곤 했는데 CST 이후 쉽게 잠이 들고 중간에 깨면 한두 시간씩 못 자곤 했는데 십 분 안에 다시 잠듦.

3. 몸이 항상 긴장되어 있고 힘이 들어가 있었는데 이를 스스로 인지하지 못하고 있었음. 그러나 CST 이후로는 문득문득 스스로 인지하게 되어 몸에 힘을 빼게 됨.

15회차 후

1. 발에 원인 모를 붓기가 있었는데 CST 받고 나면 붓기가 완화됨.

2. 피 검사 결과 루푸스 항체 네거티브 나옴.

3. 잠을 계속 잘 자는 중.

〈김** 할머니〉

10회차 후

1. 침침했던 눈이 맑아짐.

2. 이유 없이 아프던 등이 나아짐.

난산(難産)의 후유증인가요?

지**(단백뇨 아이의 엄마)

우리 애는 태어날 때 아주 난산이었어요. 당연히 아이는 인큐베이터에 들어갔습니다. 3살 때 급성폐렴으로 약 2개월 항생제를 복용했고 폐렴이 나은 후 왼쪽 눈뼈 쪽을 나무 식탁에 강하게 부딪쳐서 눈이 심하게 붓고 멍이 들었던 적이 있지요. 그런데 눈을 다친 후 근무력증이 생겼습니다. 눈이 떠지지 않을 정도로요. 이 증상이 너무 심해 3살~6살까지 S병원 신경과에서 처방한 스테로이드제를 복용했습니다.

6세인 2021년 11월 신증후군 발병으로 단백뇨가 잡히지 않았어요. 또 S병원에서 2달간 입원 치료를 받았습니다. 고용량 스테로이드 펄스를 투입하여 근육이 와해 되었고 전신이 다시 붓기 시작했습니다. 폐에 물이 차서 호흡이 곤란하고 폐에 구멍이 뚫려 1개월간 계속 물을 빼냈습니다. 이때부터 항암제인 산디문을 복용하기 시작했어요. 7살에 단백뇨가 심하게 재발했습니다. 그래서 20일 정도 S병원에 입원했습니다.

항암제 산디문을 고용량 투약 후 지금까지 서서히 항암제를 줄여가는 중입니다. 그런데 작년 10월, 11월에 2차례 단백뇨가 다시 재발했습니다. 주로 유치(幼齒)를 발치(拔齒)한 후에 단백뇨가 재발하는 경향이 있는 것 같습니다. 우리 애는 치아가 약해서 만4세에 신경치료를 받은 적이 있습니다. 그리고 단백뇨가 재발하면 소변으로 단백질이 많이 빠져나가서 병원에서도 쉽게 잡기 어렵다고 합니다. 또한 폐에 물이 차는 현상이 있습니다.

우리는 병원 치료를 하면서 CST를 활용하고 있습니다. CST를 알게 되어 마음이 한결 가벼워졌습니다. 우리 아이는 분명 CST 접촉을 통해 많이 호전되고 있으며 앞으로 정상 생활을 할 수 있는 아이로 성장할 수 있다는 믿음이 생겼습니다. 책을 만나게 되고 원장님을 만나게 되어 삶의 방식이 많이 바뀌고 있습니다.

난산(難産)과 단두형 아이

*** (난산 아이의 맘)

저는 임신 6 주차에 수정란이 자궁 내부에서 안착하는 과정에서 착상혈(임신 초기 질 출혈)이 잦았습니다. 아이는 배 안에서 태동이 심하지 않았어요. 그런데 출산 시에 세 시간이 지나도 태아가 산도로 내려오지 않았습니다. 양수가 안 터져서 의사가 손을 집어넣어 억지로 터뜨리려고 하였으나 5~6회 정도의 시도에서도 실패했지요. 결국 간호사들이 위에서 눌러서 아이가 나오게 되었습니다. 정말 난산이었습니다. 그리고 이제 생각해 보면 매우 어리석은 일이었어요. 끔찍한 것은 아이가 나올 때 태아의 쇄골이 골절된 것입니다. 고개는 왼쪽으로 기울어졌으며 얼굴은 비대칭이었습니다.

뒤통수가 매우 납작했어요. 고개는 왼쪽으로 틀어져 있었습니다. 사경이었지요. 뒤통수는 단두형으로 납작했으나 배밀이 하면서 호전되었습니다. 뒤통수 왼쪽 부분이 볼록하게 튀어나왔고요. 다리를 움직일 때 골반에서 가끔 두두둑 하는 소리가 들렸습니다. 아이의 왼쪽 흉쇄유돌근(목 옆)에 새열 낭종(주머니 모양의 혹)이 있습니다. 새열 낭종이란 태생기에 인두 부분의 폐쇄가 이루어지지 않아 발생하는 선천성 질환이라고 합니다. 100일 전에 원인 모를 반점이 올라왔고요. 잦은 변비와 요로감염이 있었습니다.

그런데 더욱 걱정스러운 것은 우리 아이에게 자폐 성향이 나타났다는 사실입니다. 사회성이 낮고 또래 아이들에게 관심이 없었어요. 사용하는 언어도 매우 적었고 반복되는 말을 많이 했습니다. 두렵고 불안감을 자주 보였고 새로운 것을 시도하기에 많은 어려움을 겪었습니다. 특히 사이렌 소리나 큰소리를 아주 싫어했습니다.

이런 소리가 나면 굉장히 불안해하고 공포심을 느끼는 것 같습니다. 눈을 자주 깜박이며(눈 틱) 허공에 그림을 그리는 증상과 틱 장애, 상동행동(常同行動) 증상이 있습니다. 상동행동이란 목적이나 의도하는 바 없이 반복되는 행동을 말하지요. 장기간의 욕구불만, 이상행동에 의해서 나타나는 현상이라고 하네요.

우리가 CST를 만난 것은 아이나 가족에게 축복이었어요. 물론 완전히 정상적인 생활은 아직 하지 못하지만 일단 기대를 갖게 합니다. 실제 CST 이후 많이 변화하고 안정감을 되찾기 시작하였습니다. CST 이후 몰라보게 변한 점을 말씀드리겠습니다.

첫째, 불안 정도가 낮아졌어요. 새로운 장소, 새로운 책 내용에 대한 거부감이 컸지만 이제 허용도가 높아지고 스스로 참여하려고 합니다. 패턴화되고 강박적인 행동에 대해 변화를 유도하면 거부가 심했으나 이제 협상이 됩니다. 큰소리, 어두운 곳에 대한 두려움이 컸지만많이 무뎌졌고 새로운 장소에서 불안을 해소하기 위한 감각추구 활동 유지시간이 짧아졌습니다.

둘째, 상호작용이 많이 상승하였습니다. 어른들이 물어보는 것에 대한 대답이 잘 되고, 또래들이 물어오는 것에 대답을 하기 시작했어요. 자신이 처한 상황에 대해 공유하는 말이 늘어났고, 자기 주변에 있는 사람들의 행동을 유심히 보거나 눈을 마주치며 반응을 살피는 행동을 합니다.

셋째, 말투가 자연스러워졌어요. 기계적인 말투에서 음률이 들어간 자연스러운 말투가 나오기 시작했습니다. 엄마~ 하고 부르는 말투가 자연스럽게 들려요.

넷째, 관심사가 확장되었습니다. 관심사가 늘어나니 집착의 정도도 관심사와 비슷해집니다. 환경의 전환 시 저항이 분명히 줄어들었습니다. 뭘 하려고 하면 저항 대신에 금세 받아들입니다.

다섯째, 각성이나 충동성이 줄어들었습니다. 밤에 잠을 잘 때 울면서 깨거나 불편해하지 않고 숙면을 취합니다. 20분 내로 잠들며 규칙적인 생활이 가능하게 되었습니다. 인지를 시키면 스스로 흥분된 감정을 줄이려고 노력하며 새로운 곳에 가더라도 엄마를 찾으며 주변에 있으려고 합니다.

여섯째, 신체 기능, 운동기능이 좋아졌습니다. 조심성이 생기고 예전보다 덜 다칩니다. 협응력이 좋아졌고, 공놀이 등 몸 쓰는 일에 흥미가 커졌습니다.

이것이 우리가 3개월간 주 2회의 CST 접촉을 통해 나타난 놀라운 효과입니다. 우리는 매우 만족합니다. 아이가 전체적으로 정돈되고 예전보다 의젓해졌습니다. 앞으로 우리는 CST를 몸소 익혀서 가족간에 꾸준히 해주려고 합니다. 우리처럼 같은 처지에 있는 분들에게 정말 권유하고 싶어요. 분명히 달라질 것이며 큰 변화가 나타날 것입니다.

아이에게 나타난 놀라운 효과

우리 아이가 7세 때 약물 부작용으로 인해 심각한 백내장이 발생하였습니다. 양쪽 1.0이었던 시력이 4주 만에 0.5로 떨어졌어요. S병원의 전공의가 전신마취를 통한 백내장 수술을 해야 한다고 강조하였는데 백내장은 한번 나빠지면 수술을 하지 않는 이상 나아질 수 없다고 장담하였습니다.

아이 교정시력 또한 0.5에 머무르며 더 이상 좋아지지 않았고 약시까지 올 거라는 진단에 절망적인 상황이었지요. 당시 갑자기 안과 교수가 바뀌면서 그분은 수술 없이 몇 개월 정도 두고 보자고 하셨는데 직후 CST를 시작했습니다. CST를 집중적으로 진행하면서 아이는 눈에 불편감이 서서히 없어지는 것 같다며 기뻐했습니다. 우리의 희망은 아주 놀라운 결실을 가져다주었습니다. 2023년 4월 27일 안과 교수님 진단 결과 교정시력이 0.8까지 상승하였답니다. 이제 더 이상 백내장 수술을 할 이유가 없다고 하였습니다.

교수님은 이제 할머니나 되어서 백내장 수술을 하라며 농담까지 하셨고 1년에 한 번씩만 보자고 하였습니다. 이렇게 백내장 소동은 희망적으로 마무리되었습니다. 다음은 우리가 기록한 치료 일지입니다.

12월 21일 병원 정식 기록

- 알부민 4.0
- 혈소판 수치 100 정도 감소해서 500 초반
- 키 2.3센티미터 성장
- 몸무게 18.2kg
- 단백뇨는 0.15 음성 나옴

- 2019년 5월 머리를 다침
- 2019년 7월 근무력증 발생
- 2021년 9월부터 단백뇨 나옴
- 신증후군 진단받고 11월~1월 세브란스 입원(신장)

- 12월 20일, 사실상 사망진단. 더 이상 해줄 것이 없음
- 스테로이드 성분 내성이 아주 강력한 항암제 투여하라고 병원 진단
- 며칠 남지 않았으니 마음의 준비하라고 권고
- 의사의 사망진단 후 애 아빠(국회 김순례 의원 보좌관) 통곡
- 그 후 CST 소개 100회 집중관리 끝나면서 호전되었다는 병원 진단
- 현재 주 3회 관리 중

기적처럼 아토피가 나았어요!

이**(간호사, 자폐 및 아토피 아이의 맘)

2003년 3월에 태어난 아이는 생후 2개월부터 극심한 아토피로 치료를 받고 있었는데, 3세가 되던 해에 자폐증 의심 진단을 받았다. 2011년 12월 말경(8세) 시계추가 아이 얼굴로 떨어지면서 치아를 다쳤었다. 피가 조금 났었던 것 같고 아이가 계속 아파하지 않아서 괜찮은 줄 알고 별다른 치료를 하지 않았다. 그런데 상당히 세게 부딪혔는지 앞니가 까맣게 변해 있었다.

2012년 1월 말부터(9세) 자폐아에게 피부 마사지가 감각을 편안하게 해주는 데 도움이 된다고 하여 마사지를 시작했다. 그런데 아토피는 더 악화했다. 온몸이 가려움과 부어오름 등으로 고통을 앓아왔다.

2012년 2월 15일경 검게 변한 치아 상태를 확인하려고 치과에 방문했다. 검진 당시 오른쪽 앞니가 신경이 죽어 신경치료를 해야 한다는 진단을 받았다. 이갈이가 빨라 앞니가 영구치였다. 치아 상태를 살피기 위해 파노라마로 아이의 하관을 찍은 사진에서 경추가 휘어있는 것을 발견했다. 아이의 발버둥으로 치아치료에 대해 막막해하고 있었는데 경추까지 휘어있는 것을 보니 그 자리에서 주저앉고 싶었다.

2012년 2월 22일부터 CST 시작

아이가 자폐라는 걸 알고 난 후 10살까지 무리해서라도 아이가 호전될 수만 있다면 뭐든 다 해보려고 마음먹었다. 2012년 아이는 9살이 되었고 자폐에 관한 온갖 치료를 다 해본 뒤였다. 이제 이게 '마지막이다.'라는 심정으로 CST를 하게 됐고 효과를 느껴야 계속할 것인지 그만둘 것인지 결정할 수 있기에 처음 시작할 때 10일을 집중해서 했다. 그렇게 해야 아이에게 어떤 반응이 나오는지를 빨리 알게 될 것 같았고 지금 생각해도 신기한데 그래야 할 것 같았다.

CST에 대해 전혀 모르는 상태로 갔었지만 아이 상태가 심각했기 때문에 마음이 조급한 면도 있었던 것 같다. 무엇보다 이게 마지막 치료가 될 것 같았다. 더 이상 해볼 수 있는 게 없었다. 무엇보다 그때 당시 나를 자꾸 '끌어당긴다.'라는 느낌이 신기했다. 그래서 상담할 때 망설임 없이 시작한 CST!!

10회를 집중해서 하길 잘했다는 생각이 들었다. 아이는 걸을 때 약간의 흔들림이 있었다. 다른 사람은 느끼지 못하는데 나는 아이의 걷는 뒷모습에서 흔들림이 보여 같이 외출하면 부딪히거나 넘어질까 염려했었다. 발이 온전히 땅을 딛지 못하는 느낌이었다. 그런데 걸을 때 보이던 미세한 흔들림이 잡혔다. 단단하게 발을 내딛는 것이었다. 걸을 때 흔들리던 아이라 뛸 땐 더 불안했었는데 뛰는 모습에서 특유의 균형을 잡으려고 애쓰는 듯한 몸짓이 없어졌다.

'CST 이게 뭐지?'라는 놀라움에 다른 치료를 그만두고 CST에 집중하기로 결정했다. 그리고 놀라움의 연속이었다. CST 시작하여 10회를 마친 후 아이에게 아토피로 가려움은 아직 남아있었지만 수면 시간이 길어졌다. (불안함이 높고 가려움으로 눈만 감고 있을 뿐 잠들었나 싶어 이름을 작게 불러 보면 바로 눈을 떠버리는 가수면 상태였다) 여전히 불안함이 크고 가려움이 심했지만 10분이라도 푹 자는 시간이 생긴 것이다.

2012년 3월 31일, 신경치료를 받아야 한다고 했던 앞니의 색이 하얗게 변해가고 있었다. 원장님께서 앞니 이런 건'굉장히 쉽다.'라고 말씀하셨는데 치과에서 죽었다는 앞니가 하얀 앞니 색으로 되살아나는 게 어렵지 않을까 생각했지만 원래의 치아 상태로 돌아가기 시작했다. 그리고 현재도 치아는 하얗다.

3월 21일 정형외과에서 찍은 x-ray에서 휘어있던 경추가 펴졌다. 아이가 성장하면서 몸이 변한다고는 하지만 짧은 시간 이런 급격한 변화가 생길 수 있는 걸까? 더 놀라운 건 태어난 이후 하루도 아토피에서 자유로울 수 없던 아이였는데'3월 31일 현재 나아지는 기미가 보이기 시작했다.'라고 나는 다이어리에다 당시 놀라움을 기록해 두었다.

원장님은 3개월 정도 지나면 좋아질 거라는 얘길 했었으나 CST 시작 후 한 달 만에 보인 반응이었고 놀랍게도 3개월 정도 됐을 무렵 그러니까 '2012년 6월 1일 CST 48회차 아토피가 거의 치료가 되었다. (귀 뒤는 남아있음) 땀이 조금씩 나기 시작했음'이라고 그날의 기록에 적혀 있다.

  ***다이어리를 뒤적이며 정리해 보았습니다. 새삼 놀랍고 원장님이 우리 아이를 위해 얼마나 정성을 다하셨는지 그때 기억들이 떠올라 잠시 눈시울이 붉어졌습니다.

CST 정보와 지식을 공유하고 싶어

***(경계성 자폐 아이의 맘)

우리 아이는 초등학교 입학 후 코로나로 인해 다른 아이들과 상호 작용 활동이 많지 않았지만, 어느 정도 학교생활을 잘 이어가고 있습니다. 그런데 아직 한글을 완전히 터득하지 못했어요. 집에서 한글을 배우고 100%는 아니지만 90% 이상 띄엄띄엄 읽을 수 있는 상태입니다. 특히 수학 과목의 수 개념을 어려워합니다. 덧셈, 뺄셈을 어려워해서 5 이하 작은 수 더하기는 어느 정도 되나 5가 넘어가는 수의 덧셈, 뺄셈이 오래 걸리고 부정확할 때가 많습니다.

놀이터에서 친구들과 어울려 놀 때 몸으로 노는 것은 잘하나 함께 놀이를 하는 경우 새로운 놀이 규칙을 이해하는 데 시간이 오래 걸립니다. 그래서 잘하지 못할 것 같으면 기피를 하는 경향이 있답니다. 친구와의 소통에도 작은 문제가 있는 것 같습니다. 그때그때 감정에 따라 싫은 표현을 노골적으로 해서 친구가 서운해하고 상처를 받기도 하는 모양입니다. 남의 기분이나 함께 할 때의 분위기를 적절히 파악하지 못할 때가 종종 있습니다.

아이는 자기중심적인 특성이 강해 보입니다. 남의 질문을 듣고 적절한 답을 하기보다 자기가 하고 싶은 얘기를 하는 경향이 있습니다. 정한 규칙을 약속대로 하지 않고 떼를 쓰거나 무조건 싫다고 거부합니다. 뒤늦게 미안하다고 사과하는 경우가 많습니다. (예: 씻기, 숙제하기, TV 정해진 시간만큼 보고 끄기) 편식이 있어 골고루 먹지 않는 편입니다. 밥때가 되어도 밥을 잘 먹지 않으려고 합니다.

화장실 역시 갈 때가 되었는데 안 가려 하고 미루는 편입니다. 화장실이나 쉬 같은 말을 싫어하고 짜증을 냅니다. 하지만 그림 그리기를 아주 좋아합니다. 색칠하고 감각적인 부분을 꼼꼼하게 잘하는 편입니다. 애교가 있고 집에서 짜증을 내거나 떼쓰는 것에 비하면 밖이나 단체생활에서는 얌전하고 규칙을 지키는 편입니다. 부모로서 가장 염려되는 것은 짜증 내고 억지 부리는 것과 학습의 이해력이 떨어지는 부분입니다.

저와 같은 고민을 하는 많은 분과 함께 정보와 지식을 공유하고 싶어 참여하게 되었습니다. 현재 다행히 우리 아이는 CST를 통해 거의 정상 생활을 하고 있습니다.

CST를 만나 자폐 ADHD 극복

김**(ADHD, 자폐 의심 학생의 어머니)

저는 초등학생을 아이로 둔 엄마입니다. 우리 아이를 가졌을 때 임신 12주차에 심한 하혈을 하였고, 출산은 갑자기 예정일 10일 전에 양수가 터져 분만 유도제를 맞고 출산하였습니다. 그래서 혹시 아이에게 무슨 문제가 있는 것은 아닌지 많은 걱정을 하였지요. 다행히 아이는 순하고 잠도 많이 잤습니다. 출생 후 아이의 눈에서 실핏줄이 터져 나온 것 말고는 아무런 문제가 없었습니다.

하지만 배밀이도 거의 없고, 네발 기기도 적게 하였어요. 낯가림도 별로 없었습니다. 그 후 13개월 만에 걷긴 하였으나 걸음걸이가 약간 불안해 보였어요. 몸에 힘이 없어 앉아 있을 때 'W'로 앉았습니다. 아이들은 모방을 많이 하는데 이 부분이 많이 약하고 소근육 운동 능력이 많이 떨어져 보였어요.

음식을 잘 씹지 않아 좋아하는 간식으로 입 운동을 시켰습니다. 언어가 느리고 확장이 되지 않았어요. 몸은 배가 나오고 엉덩이는 뒤로 빠진 형태로 신체 균형이 맞지 않았습니다. 오래전에 CST를 만나 지금은 생활에 적응도 잘하고 잘 어울리며 거의 정상 생활을 하고 있습니다. 지금 두상도 예뻐지고 키도 많이 컸습니다. 인중도 좀 더 올라오고 치아도 건강해졌어요. 비염이 있었던 것도 좋아지고 많은 변화가 있어서 너무 좋습니다. 저는 아이에게 나타난 자폐 스펙트럼을 위해 아이를 사랑하는 마음으로 온 가족이 CST를 익혀서 아이에게 해줄 생각이에요.

안면 윤곽 성형은 멀쩡한 육체를 죽인다!

이** (독일 거주)

2016년 겨울, 서울에서 거의 톱으로 손꼽힌다는 안면 윤곽 성형외과를 찾았다. 의료사고 제로와 부작용이 없다는 문구로 선전하고 있었다. 그리고 예약과 수술이 대기가 있을 정도로 꽤 유명한 곳이었다. 원장은 두 시간만 자고 일어나면 모든 게 깨끗이 끝나고 원하는 얼굴형을 갖는다고 자신만만하게 말했다. 지금 생각하면 말도 안 되는 소리지만 당시에는 무지한 탓에 그대로 믿고 수술대에 올랐다.

부작용과 후유증, 통증에 대한 설명도 없었고, 사탕발림만 늘어놓았다. 부작용은 부기 정도라는 말을 믿었다. 원장은 턱뼈 수술까지 권했다. 광대뼈 절제, 사각턱 절제, 뾰족한 턱 끝 역시 절제해서 붙이자고 권했다. 나는 머리를 잘라 스타일을 내듯 아무렇지 않게 수술대에 올랐고 수술 후 눈을 떴다.

그런데 전신마취 후유증 탓인지 구토가 나오고 어지러웠으며 호흡이 불편했다. 입안까지 절제해서 뼈를 깎은 모양이었다. 나는 입을 1cm도 벌리지 못했다. 입안의 잇몸과 볼 안쪽을 절제하고 실로 꿰매놓은 상태였다. 1주일이 되었을 때 얼굴은 멍이 들고 마치 풍선처럼 부어있었다. 통증이 죽을 듯이 심했다.

2주 후에는 통증과 멍은 조금씩 줄었지만, 감각에 이상이 생겼다.

입술 감각이 무뎌지고 날씨가 차가워져서 찌릿찌릿 불편했다. 알레르기가 심각할 정도로 생겼다. 먼지, 냄새 등에 민감해졌다. 코는 막혔고 콧물이 줄줄 흘렀다. 잇몸이 약해졌는지 이빨 전체가 흔들리는 느낌이었다. 되돌릴 수 있다면 이런 성형은 죽어도 하지 않을 것이다. 성형은 목숨을 바꾸는 행위라는 생각이 들었다.

자살 충동이 일었을 정도로 심적으로 고통받았다. 이런 위기에서 CST를 만나게 되었고, 나는 우울증과 비슷한 상황을 극적으로 극복했다. 지금 생각하면 아찔한 일이었는데 다행히 CST를 만나 극복하였으며 지금은 하루하루 즐겁고 의미 있게 지내고 있다.

유전성 희귀 난치병 질환

*** (희귀 난치성 질환 아이의 맘)

우리 아이는 18개월부터 또래보다 발달이 느렸어요. 걸음도 늦고 말도 늦고 전반적으로 행동이 늦었지요. 침도 많이 흘렸는데 지금은 많이 좋아진 상태랍니다. 단어를 익히는 게 늦었는데 24개월 전후에 차차 말이 터졌습니다. 하지만 인지, 언어, 행동 등이 13개월 수준이라는 검사 결과가 나와 많이 힘들었어요.

우리 부부는 서울 A병원에서 2018년부터 유전자 검사를 받았어요. 검사 결과 2021년 10월에 부모는 모두 정상으로 나왔습니다. 결과가 나오기까지 마음을 많이 졸였어요. 우리 아이는 유전성 희귀성 난치병이라는 진단을 받았답니다. 우리나라에는 없는 난치성 질환이라고 해요.

언어발달이 거의 되지 않으며 근육이 저긴장이라 근육 발달이 어렵다고 합니다. 전반적으로 언어, 인지 등 모든 기능의 발달에 문제가 있는 질병이라고요. 과학적으로는 X염색체의 이상이라고 합니다. 두 개 중 나머지 X염색체는 정상이어서 그나마 이 정도라고 합니다. CST를 통해서 아이의 많은 부분이 분명히 좋아졌습니다.

우리는 가족이 CST를 배워 아이에게 지속적으로 해주려고 합니다. 아이와 몸을 접촉할 때 사랑과 유대감이 강하게 느껴지는 것을 볼 수 있었습니다. CST를 통해 삶의 행복을 느낄 수 있기를 기도합니다.

CST로 새 삶을 찾았어요!

조** 〈물티슈 ***〉 대표

10년 전 갑자기 뇌경색으로 쓰러져 삶을 포기하고 싶을 정도로 건강이 심각하게 나빠져 있을 때 원장님을 만나 지금은 아주 잘 지내고 있습니다. 당시 운동신경 쪽에 문제가 생겨 오른팔 다리가 꼬이기 시작했고 말할 때도 혀가 꼬였습니다. 판단이 느리고 예상하지 못한 말이 튀어나오면서 혼란을 겪었습니다. 회사 대표인 제가 직원들에게 훈시할 때 말도 안 되는 말을 하던 아픈 기억이 지금도 생생하네요.

D 병원 응급실에서 진료를 받고 입원하여 뇌경색 판정을 받았을 때 하늘이 무너지는 것 같았습니다. 모든 게 끝났다고 생각했고 머리가 돌이 되어버린 것처럼 머리 회전이 안되었습니다. 잘되던 회사도 접으려 했고 몸도 내 몸이 아니어서 모든 게 끝인 것처럼 보였는데 원장님을 만나 치료를 받으면서 힘이 생겼고 점차 몸이 회복되면서 무너진 삶에 새 희망이 생기기 시작했습니다.

지금은 제가 뇌경색 환자나 뇌 질환 유병자였었는지 아무도 모를 정도로 정상적인 삶을 살고 있습니다. 운동도 열심히 하고 재활에 많은 힘을 기울였습니다. 원장님의 CST가 90% 저를 다시 살렸다는 데 의심의 여지가 없습니다. 당시 삶의 희망을 잃어버리고 있던 제게 좋은 치료와 함께 편안한 안식을 주신 점 다시 한번 감사드립니다. CST 마에스트로로서 많은 난치성, 불치 질환자들에게 항상 희망이 되어주십시오.

엄마만이 느낄 수 있는 변화

***(민호 맘)

우리 아이는 초등학교 1학년 때 틱장애가 나타나 한의원부터 시작하여 여러 치료기관을 다녀보았습니다. 대학병원에서 진단을 받고 약물치료를 처방받았지만 성장기 아이에게 끝도 없이 먹여야 하는 약물치료를 선택할 수가 없었습니다. 그러다가 CST를 추천받아 김선애 원장님을 만나고 관리를 시작하게 되었습니다.

부작용이 전혀 없는 접촉이라는 건 알지만 직접 받아본 지인이 없어서 한번 해보고 효과가 없으면 그만두겠다는 심정으로 시작하였습니다. 솔직히 심해지는 아이의 틱 증상을 보고 있는 것이 너무 괴로워 지푸라기라도 잡자는 심정으로 시작하였습니다.

그런데 CST를 시작하자 아주 작은 차이지만 아이가 안정되어 가는 모습이 보였습니다. 처음부터 틱 증상이 없어지는 것은 아니었지만 뭔가 미세한 차이가 분명히 있었습니다. 그건 엄마만이 느낄 수 있는 것이었습니다. 그러다가 횟수를 거듭하면서 새벽에 깨던 아이가 푹 자게 되고 소화 기능도 좋아지고 모든 일상에서 점점 더 편해지는 모습이 나타났습니다.

그런 변화가 있으면서 틱 증상이 줄어들기 시작했고 점차 가끔 미세하게 나타나게 되었습니다. 분명히 시간이 필요한 일이지만 신기하게 어릴 때부터 달고 지내던 알레르기며 잔병치레들이 사라졌습니다. 좋아하는 운동도 마음껏 하고 즐거운 학교생활을 할 수 있게 되는 걸 보니 CST는 아이의 전반적인 발달을 지원하는 좋은 방법임이 확실합니다. 정성껏 돌봐주신 원장님과 CST를 연구하는 관련자분들께 감사드립니다.

S 의료원에서 ADHD 진단 받고 시작한 CST

***(ADHD 치유 아이의 맘)

26년 전 기억을 더듬어 찾아 글을 쓰는 것은 잊혀진 옛일을 다시 기억하고자 하는 소중한 마음입니다. 아픈 자녀로 인해 근심하고 있을 누군가에게 함께 희망을 찾아주고 싶습니다. 그리고 소중한 한 아이의 인생이 위축되지 않고 당당한 삶이 되기를 바라는 세상의 어머니를 대신하여 용기를 내어 나의 경험을 나누고자 합니다.

우리 아이는 말을 느리게 배우고 어딘가 마음의 중심이 느껴지지 않았어요. 아들을 키우며 왜 그럴까 수없이 원인을 찾다가 초등학교 2학년에 접어들면서 학습 능력을 알아보고자 S 의료원에 진료를 예약하였습니다. 진료 결과는 주의력 결핍 과잉 행동 장애 즉 ADHD라는 결과를 받았지요.

처방받은 약을 꾸준히 먹자, 산만했던 행동들이 많이 없어졌습니다. 2년 정도 조석으로 먹였는데 어느 날 약을 먹지 않겠다고 하여 약을 끊었다가 시험 때만 먹게 했습니다. 왜냐하면 근본적인 해결 치료가 아니라고 생각했기 때문입니다.

아들은 고등학교를 진학하였는데 늘 표정이 밝지 않았어요. 예민하고 날카로운 태도를 보였고 가족은 이런 모습을 가슴 저리며 지켜보았습니다. 외출할 때도 내 마음은 늘 무겁게 짓눌린 느낌이었고 편하지 않았습니다. 그러던 어느 날, 승용차를 몰고 인근 마트에 가는 길에 우연히 마인드 & 헬쓰라는 간판을 보았어요. 그 간판 아래 ADHD 라는 글자를 보고 반가운 나머지 차를 돌려 찾아가 상담을 받았습니다. 나는 예민해진 상태에서 서둘러 당일 오후 예약을 했습니다.

원장님은 CST를 잘 설명해 주셨습니다. 하지만 나는 세션 전에는 잘 될지 많이 불안하였는데 긴가민가하면서 CST를 받고 나서 깜짝 놀랐습니다. 예민하고 날카롭고 어두웠던 아들의 얼굴이 편안하고 밝아 보였습니다. 이제 살았구나 하는 안도감과 희망이 생겼습니다.

본격적으로 나는 CST에 관한 교육을 받고 공부를 시작했습니다. 그러면서 아들에게 CST를 받도록 해주었습니다. CST를 받기 시작하면서 아들의 얼굴에 피어나는 행복한 미소를 볼 수 있었습니다.

그렇게 고등학교를 졸업하고 대학에 진학하였으며 군대에 입대하였습니다. 군에 입대할 때 사실 군대에 보내지 않으려고 S병원에 ADHD 진단을 받으러 갔는데 세상에 진단 결과 ADHD가 완전히 사라졌다고 합니다. 아들은 정상 판정을 받고 군에 입대하여 이제 병역 의무를 마치고 직장생활을 하면서 결혼을 준비하고 있습니다.

제게는 이러한 일들이 경이롭고 CST를 만난 것은 축복이었다고 생각합니다. 참고로 우리 아이가 초등학교 5학년 때쯤 지인으로부터 용하다는 모 대학 한의대 학장님이 운영하시던 한의원에 갔는데 아들을 보시고는 어릴 때 크게 놀라며 뇌에 어혈이 뭉쳐 있다가 이게 병이 됐다는 이야기를 들었습니다. 나는 이 한의사의 얘기가 지금도 의아할 뿐입니다.

이상이 제 이야기입니다. 이 책의 발간에 동참할 수 있어서 기쁩니다.

김선애. 2010. **두개천골요법**. 서울: 지우출판.

이송미. 2022. **기적의 상상치유**. 서울: 한언.

남창규. 2018. **인체파동원리**. 서울: 좋은땅.

조준호. 2021. 힐링 알고리즘 바로잡기. 서울: 에듀웰.

강길전, 홍달수. 2013. 양자의학, 새로운 의학의 탄생. 서울:돋을새김.

정지문. 2021. 카이로프락탁 용어사전. 서울: 대학서림.

김갑진. 2021. 마법에서 과학으로: 자석과 스핀트로닉스. 서울: 이음.

김선애. 2010. 에너지 전송. 서울: 갑을패.

정승현. 2023. 파동광학 현대물리학. 서울: 박문각.

김선애. 2013. 기적의 힐링 브레인. 서울: 지우 LnB.

에티엔느&니토 페이르스맨. 2018. 키즈 CST 마법의 손. 김선애 역. 서울: 지우출판.

A.J.프로스트 외 4명. 2011. 엘리어트 파동이론. 김태훈 역. 경기:㈜이레 미디어.

크리스틴 윌르마이어. 2023. 브레인 리부트. 김나연 역. 서울: 부□키.

데이비드 A.외 3명. 2019. 노화의 종말. 이한음 역. 서울: 부□키.

조 디스펜자. 2017. 당신도 초자연적이 될 수 있다. 추미란 역. 서울: 샨티.

제이지 나이트. 2021. 평행 현실: 양자 장의 요동. 손민서 역. 경기: 아이커 넥.

존 어플레저. 2012. SER 체성감성 이야기. 김선애 역. 서울: 지우LnB.

윌리암 안츠 외 2명. 2010. 블립. 박인재 역. 서울: 지혜의 나무.

제임스 오슈만. 2007. 에너지 의학. 김영설 역. 서울: 군자출판사.

제임스 오슈만. 2020. (과학적 근거) 에너지 의학. 김세현, 하태국 외 역. 서울: Hansol.

구사나기 류슌. 2021. CLEAN. 류두진 역. 서울: 비즈니스 북스.

Leon Chaitow. 2003. 두개골 치료의 이론과 실제. 함용운, 이주강 역. 서

울: 대학서림.

데이비드 B 스테인. 2014. ADHD는 병이 아니다. 윤나연 역. 서울: 전나무숲.

데이비드 월터. 2005. 응용 근신경학. 이승원, 윤승일 역. 경기: 대성의학사.

마츠오카 히로꼬. 2022. 15초 척추 체조. 조은아 역. 서울: ㈜ 정진 라이프.

Craig A. Everett. 2009. ADHD 가족치료. 김동일 역. 서울: 학지사.

리처드 버거. 2022. 파동의학. 최종구, 양주원 역. 서울: 에디터.

앨런 피즈 외 1명. 2022. 결국 해내는 사람들의 원칙. 이재경 역. 서울: 반니.

스티븐 파커 외 1명. 2009. 인체. 박경한 외 4명 역. 서울: 사이언스 북스.

정지문. 2021. 카이로프락틱 도수치료 테크닉. 서울: 대학서림.

서우수, 신순철. 2020. 웰니스 카이로프랙틱. 서울: 상상나무.

김선애. 2011. 두개천골요법 연구. 한국기공학회: 추계학술 발표회 소논문.

김선애. 2010. 두개천골요법의 양생적 효과에 관한 연구. 원광대 석사학위
　　　논문.

박원하. 2020. 산소가 인체에 미치는 영향. 서울 삼성병원 정형외과 학회지.

김선애. 2013. 두개천골계의 도교 내단에 관한 고찰. 원광대 동양학 연구
　　　제9집: 83-106.

김선애. 2017. 도홍경의 도교수행론 연구. 원광대 대학원 박사학위 논문.

넷플릭스. 2021. 휴먼 몸의 세계. 다규멘터리 시리즈 〈반응〉〈박동〉.

넷플릭스. 2021. 익스플레인. 뇌를 해설하다. 다큐 시리즈〈집중력의 비결〉.

위키백과. 2023. 인체의 기능. (https://www. daum. net) 백과사전.

네이버. 2023. 인체의 기능. (https: www.naver.com) 지식백과.